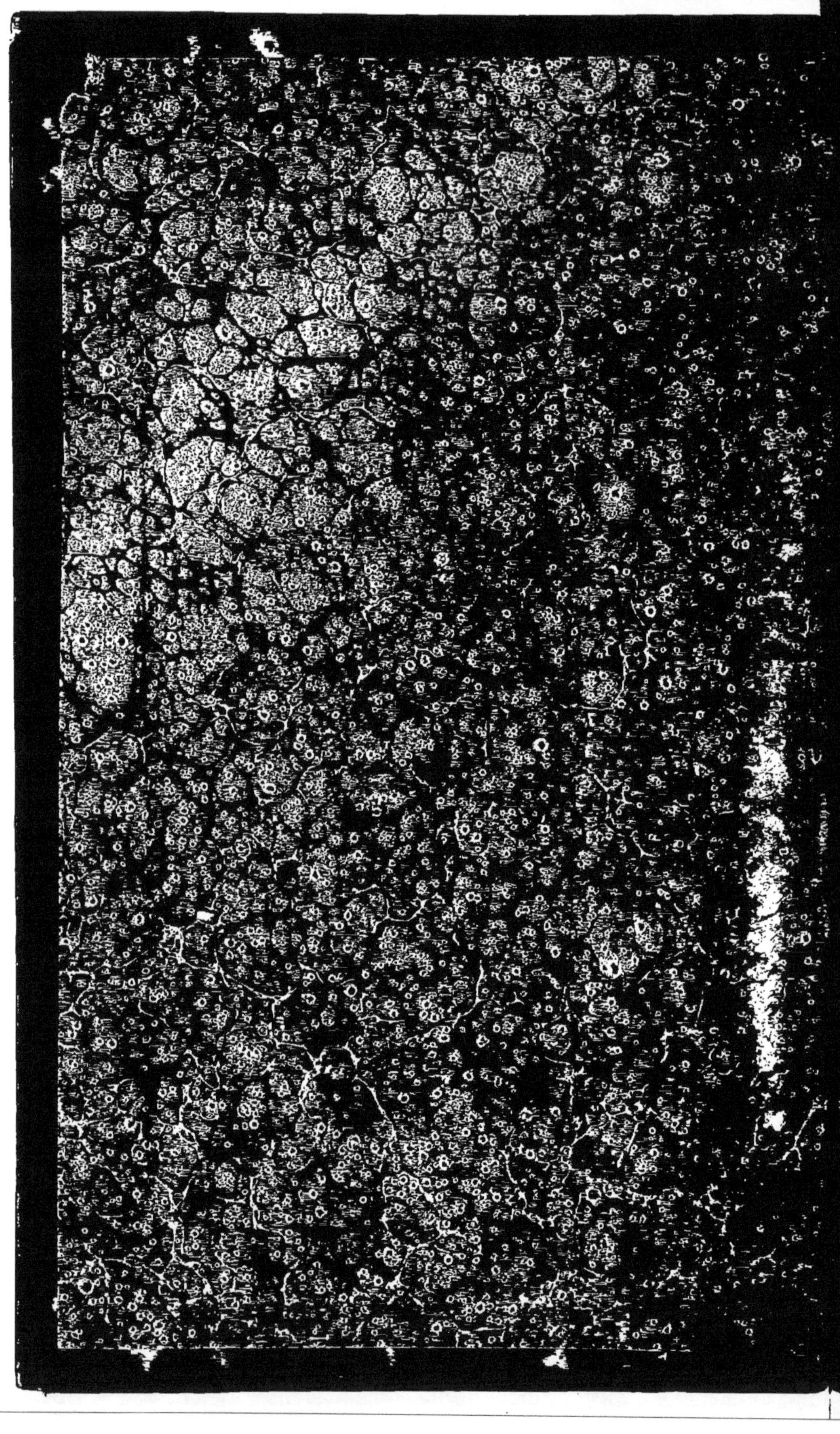

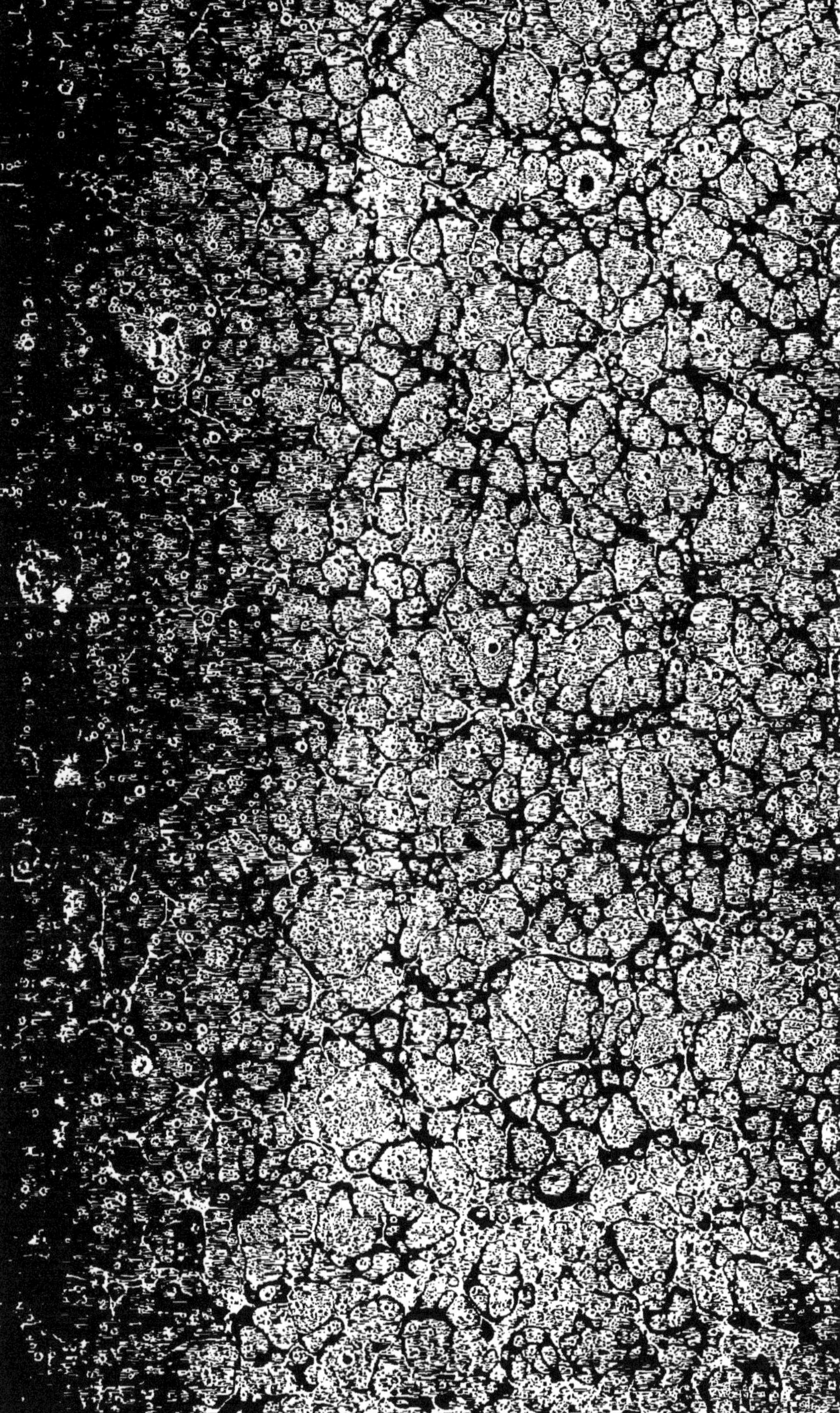

DE L'HOMME

ET

DES RACES HUMAINES.

Ouvrages du même auteur qui se trouvent chez Labé, éditeur.

Précis d'Anatomie comparée, ou Tableau de l'organisation considérée dans la série animale; OUVRAGE DESTINÉ A SERVIR DE GUIDE pour l'étude de l'anatomie et de la physiologie comparées. Paris, 1837; 1 fort vol. in-8. 6 fr. 50

Nouveaux Éléments de zoologie, ou Étude du règne animal. 1 fort vol. in-8, orné de 22 pl. gravées représentant un grand nombre de sujets; 1839. Fig. noires. 8 fr. 50.
Fig. coloriées. 14 fr.

Cet ouvrage est conçu sur le plan le plus propre, sans contredit, à rendre l'étude de la zoologie la plus facile possible; aussi a-t-il obtenu des professeurs des meilleures maisons d'éducation l'accueil le plus favorable.

Étude de la Nature, pour concourir à l'éducation de l'esprit et du cœur, comprenant les faits les plus importants de la physique et de la chimie générale, de l'astronomie, de la météorologie, de la géologie, de la botanique, et de la zoologie; nouvelle édition. 4 tomes brochés en 2 vol., 1853. 10 fr

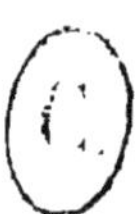

Paris. — Imprimerie de RIGNOUX, rue Monsieur-le-Prince, 31.

DE L'HOMME

ET

DES RACES HUMAINES,

Par Henry HOLLARD,

Docteur en Médecine et Docteur ès Sciences,
Professeur honoraire d'Histoire naturelle à la Faculté des Sciences
de l'Académie de Neuchâtel (Suisse),
Chargé deux fois du Cours de Zoologie à la Faculté des Sciences de Paris (1849-1850),
Membre de plusieurs Sociétés savantes.

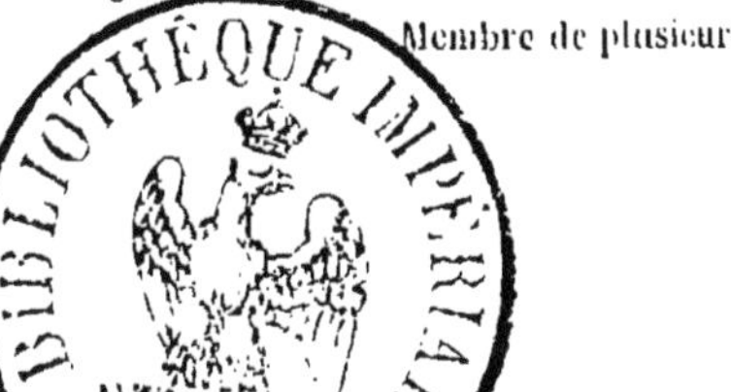

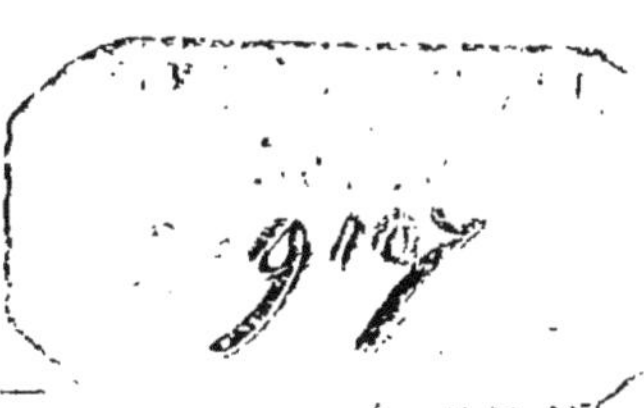

PARIS.

LABÉ, ÉDITEUR, LIBRAIRE DE LA FACULTÉ DE MÉDECINE,
place de l'École-de-Médecine, 23 (ancien n° 4).

1853

L'histoire de l'homme commence par son histoire naturelle, comme individu et comme espèce; et cependant l'histoire naturelle de l'homme, l'anthropologie, est de date récente, car c'est Blumenbach qui l'a en quelque sorte instituée, dans un petit ouvrage, modèle de méthode et de doctrine, qui parut à la fin du siècle dernier (1).

Malheureusement ce n'est pas de cette excellente école que sont sortis les traités d'anthropologie qui ont eu le plus de lecteurs parmi nous, ceux de Bory de Saint-Vincent et de Virey, auxquels on peut ajouter le travail plus limité de Desmoulins. Pour ne pas remonter jusqu'à Buffon, nous devons avouer que ce que nous possédons de mieux sur l'ensemble du sujet se réduit à quelques pages placées par G. Cuvier au début de son Règne animal, et qu'on a copiées partout. Aujourd'hui, avec une grande

(1) *De Generis humani varietate nativa;* Gottingen, 1795.

richesse de matériaux, avec de nombreux travaux de détail, avec des hommes éminemment qualifiés pour écrire l'histoire naturelle de l'homme, nous vivons d'emprunt: c'est le savant travail de M. Prichard qui défraye nos études anthropologiques. Remerçions M. Roulin de nous en avoir donné une excellente traduction; puisons à cette source et à celle des autres écrits du même auteur, comme je l'ai fait pour ma part très-largement; mais que cela ne nous empêche pas d'appeler de nos vœux un ouvrage français sur les questions qui ont occupé M. Prichard, et sur celles qu'il n'a pas abordées.

Loin de moi la prétention de remplir une lacune que d'autres combleront bien mieux que je ne pourrais le faire; mais qu'il me soit permis de poser au moins une pierre d'attente, en publiant ici un ensemble d'études qui ont été l'objet de plusieurs cours publics avant de devenir celui d'un livre.

L'histoire naturelle de l'homme suppose une appréciation préalable de la nature, du système dont l'homme fait partie. J'ai saisi cette occasion pour soumettre à l'une de ses épreuves les plus décisives une doctrine qui exerce une action considérable sur tout le mouvement scientifique et moral de notre époque : je veux parler du panthéisme, forme ancienne et nouvelle, mais forme supérieure de la philosophie athée, qui emporte du même coup la personnalité de Dieu et la responsabilité de l'homme. Puissé-je concourir à détourner de cette sourcefatale quelques-unes des jeunes intelligences qui croient y trouver les eaux vives de la vérité !

Dans un moment où les instincts trop cultivés du matérialisme pratique donnent quelque crédit aux physiologistes qui enseignent encore que l'homme n'est que le premier des animaux, un mammifère, un bimane, il n'est pas non plus sans opportunité de protester contre cette dégradation, au nom même de la science. J'ai fait ici mon profit des importantes recherches que la psychologie animale doit à M. Frédéric Cuvier, et je remercie, pour ma part, M. Flourens d'avoir si bien mis en lumière les travaux de son savant prédécesseur.

Enfin la plus grande partie de ce volume est destinée à la démonstration d'une vérité sur laquelle aucun naturaliste ne saurait conserver un doute sérieux, mais que des personnes moins compétentes essayent encore de nier : il s'agit de l'unité de l'espèce humaine, c'est-à-dire de la fraternité naturelle de tous les hommes, c'est-à-dire encore de la condamnation absolue de l'esclavage. C'est déjà beaucoup que cette doctrine trouve encore parmi nous d'obstinés contradicteurs; mais que leur voix soit entendue de l'autre côté de l'Atlantique, les planteurs des États-Unis seront heureux d'apprendre qu'en France aussi, on pense que le nègre est une autre espèce d'homme que le blanc. Sachons que cette parole arriverait au milieu d'un débat animé, qui, engageant les intérêts des uns, les principes et les sentiments des autres, passionne un public immense, non-seulement quand un écrivain, qui nous a tous profondément émus, introduit ses lecteurs dans la case du pauvre Tom, mais alors même que c'est le langage de la science qui se fait entendre, et que la vérité seule semble être en cause.

DE L'HOMME

ET

DES RACES HUMAINES.

INTRODUCTION.

Qu'est-ce que l'homme? Qu'est-ce que l'humanité? C'est-à-dire : quels sont les traits caractéristiques de l'homme et ses rapports avec les autres créatures? Quelles sont et la mesure et la signification des races qui diversifient le genre humain?

Chacun comprend l'intérêt et l'importance de ces deux questions, objet sommaire de l'anthropologie. Toutes celles qu'on rencontre dans le domaine des sciences morales et politiques trouvent ici leurs prémisses.

Dire ce qu'est l'homme dans l'ensemble de ses caractères et de ses relations, n'est-ce pas déterminer implicitement nos conditions d'existence, notre rôle et notre destination au double point de vue de l'individu et de l'espèce? Sortir de la controverse, dont il est encore l'objet, le problème de l'origine et de la signification des races humaines;

décider par la mesure exacte des différences qui séparent celles-ci, entre les personnes qui comptent plusieurs espèces d'hommes, et celles qui affirment que toutes les races ne sont que des variétés secondaires d'une seule espèce, n'est-ce pas mettre en évidence les relations naturelles et légitimes de tous les peuples, et dire, une fois pour toutes, si ces relations découlent d'un fait de fraternité ou d'un fait de subordination naturelle, si l'esclavage est le crime ou le droit des races dominantes ?

Je prends ici l'homme tel qu'il nous est donné dans sa condition actuelle, comme un être organisé, force et organisme tout à la fois, constituant une parfaite individualité ; puis comme partie intégrante de ce vaste système de forces et de corps qu'on nomme la nature.

L'homme est une force, mais une force incorporée : n'isolons ni la force de son milieu corporel, ni ce milieu de la force qui le pénètre et s'y manifeste ; ne séparons, dans nos études sur l'homme, ni l'âme de son organisme, ni l'organisme de son âme. Est-ce à dire que nous confondions substantiellement le corps et l'âme, que nous cherchions dans la matière organisée le secret de la vie et de la pensée ? A Dieu ne plaise ! et rien dans ce que je viens de dire n'emporte cette conséquence. J'ai toujours considéré le matérialisme comme la doctrine non-seulement la plus irrationnelle, mais la plus obscure et la plus hérissée de difficultés, doctrine brutale et grossière, instrument de lutte et de réaction, qui est moins encore une affirmation qu'une fin de non-recevoir ; car, après tout, une doctrine enseigne quelque chose, et celle-ci devrait nous dire, voulant substituer la notion de matière à la notion de force, comment cette substitution peut avoir lieu, comment le phénomène devient substance, l'effet cause, l'inertie activité, comment et en vertu de quelle propriété la matière brute s'organise.

Ce qui a fait au spiritualisme une position difficile, c'est la théorie cartésienne, qui a divisé la vie et sa cause, n'attribuant à l'âme que la pensée, et réservant au corps toute l'activité physiologique. Dire que la relation de l'âme et du corps est la relation occasionnelle d'une machine toute matérielle et d'une force pensante, qu'elle résulte d'une sorte de rencontre, que le corps reçoit l'âme à un jour donné, à titre d'hôte et de suzerain, c'est dénaturer le dualisme, c'est déposséder l'âme au profit du corps, sous prétexte d'assurer sa dignité ; c'est s'exposer à des questions importunes, comme celle-ci : Quand l'âme prend-elle possession de sa demeure ? C'est enfin briser, par une hypothèse que rien n'autorise, une série de faits étroitement enchaînés.

En effet, observons les êtres vivants en général,

dans le développement corrélatif de leur organisation et de leur activité; que voyons-nous? Au sein d'une matière informe, d'un germe image du chaos, se dessinent peu à peu des organes qui dans le tout dont ils font partie vivent, c'est-à-dire fonctionnent en même temps qu'ils se produisent, confondant comme dans un seul fait d'activité leur développement et leur rôle physiologique. De leur concours, résultent un organisme à formes déterminées et une vie générale, organisme et vie qui vont se modifiant sans cesse et qui remplacent un âge par un autre âge, ajoutent un nouveau mode d'activité aux modes antérieurs, et s'il s'agit d'un animal, aux fonctions premières et nécessaires, d'autres fonctions plus spéciales et plus élevées, à la nutrition la sensibilité, à la sensibilité la spontanéité des instincts, puis l'action intelligente; enfin, chez l'homme, toutes les manifestations de la raison et de la vie morale.

Ce progrès, qui commence au même point pour tous les organismes, qui se produit à travers des phases analogues pour ceux d'un même règne ou d'un même type, qui enfin d'un être à l'autre varie surtout par son terme supérieur et définitif, ce progrès, que nous montre-t-il? Une cause active, une force, s'appropriant la matière informe qui lui est donnée, s'en revêtant non comme d'une enveloppe immobile, mais comme d'un milieu organique qu'elle élabore et renouvelle par un mouvement modificateur intime et continu, se manifestant avant tout comme force organisatrice, puis comme être sensible, enfin comme âme intelligente, jusqu'à s'élever, consciente d'elle-même, de la perception des phénomènes particuliers à la conception des idées universelles. C'est ainsi que se constitue cette individualité réelle, concrète, vivante qui s'appelle l'homme; c'est ainsi d'abord, et dans l'ensemble harmonique de ses attributs que nous l'étudierons, le plaçant successivement en présence des autres créatures et en présence de ses semblables.

Du moment où la vie de l'homme est une, où toutes ses manifestations procèdent d'une force unique, soit qu'il s'agisse d'assimiler à nos organes une matière empruntée, soit que nous nous élevions à l'activité rationnelle et morale, du moment où c'est l'âme elle-même qui entre en relation avec la nature dans toutes les fonctions qui supposent un échange quelconque entre nous et le monde extérieur, une intime solidarité nous unit à ce monde, et notre histoire ne saurait être détachée de la sienne. Sans parler encore de ce que nous sommes pour la nature, de la tendance qui l'élève dans la direction de l'homme, nous trouvons en elle notre premier milieu, nos premières conditions d'existence et de développement. Soit donc que nous voulions chercher notre place dans le système de la création, soit que nous voulions connaître les premiers modificateurs en présence desquels nous nous développons, et comme individus et comme espèce, il faut que nous commencions par jeter un coup d'œil appréciateur sur cet ensemble de corps et de forces qui constitue la nature; que nous cherchions à en comprendre l'ordonnance générale et la signification, en même temps que ses relations avec nous.

Cette question : qu'est-ce que la nature? comprend, comme on le voit, une question de philosophie générale, et une question plus spécialement physiologique et anthropologique. Comme question de science spéculative, c'est la première qui se soit présentée et qui ait été débattue dans les écoles des philosophes; car le premier regard de l'esprit humain fut pour la nature, pour l'objet de la sensation externe; les faits de conscience, avec les questions qu'ils soulèvent, ne vinrent ou ne se dégagèrent du moins que plus tard. Qu'on nous permette de jeter un coup d'œil sur l'histoire de la philosophie pour apprendre comment se pose définitivement, et au point de vue le plus élevé, le problème dont nous demanderons ensuite la solution à la science contemporaine.

La philosophie débuta par des systèmes cosmogoniques. Les faits eurent nécessairement moins de part à ces conceptions que l'imagination de leurs auteurs, alors même que ceux-ci, au lieu de procéder en vertu d'idées métaphysiques, comme firent les pythagoriciens, prenaient leur point de départ dans la physique du temps, composée de plus de préjugés que d'expérience. Aussi les philosophes ioniens, tout en cherchant leur théorie de la nature dans la nature, s'engagèrent-ils parfois dans les régions de l'idéalisme autant que ceux qui procédaient par la méthode purement rationnelle. La différence des méthodes ne prit que très-tard l'importance que lui accorde à juste titre l'histoire des sciences.

Qu'est-ce que la nature pour cette école de philosophes ioniens qu'on désigne sous le nom de dynamistes, et qui commence avec Thalès? La manifestation diversifiée d'un principe unique, représenté ou peut-être même seulement symbolisé par l'un des fluides généraux qui jouent un si grand rôle dans l'économie de notre planète : l'air, selon les uns, et l'eau, si l'on en croit les autres. Ce principe, à la fois force et matière, est tout; il est infini par son existence générale et se limite dans les corps particuliers, qui n'en sont que des modes divers. Qu'est-ce là qu'une première formule du panthéisme? Un philosophe de cette école, Diogène d'Apollonie, nous dit bien, il est vrai, que le principe du monde est intelligent, et ce philosophe se sépare en cela de ses devanciers Thalès et Anaxymène ; mais il continue néanmoins à confondre le monde et sa cause.

Parallèlement à cette première école, le génie de la race ionienne en inspirait une autre, l'école des mécaniciens, qui commence avec Anaximandre, et compte Anaxagore au nombre de ses derniers et plus illustres chefs. Ici on ne cherche pas à ramener la diversité à l'unité de principe. Non-seulement la matière est éternelle, mais elle est éternellement diverse, et se compose d'un nombre infini d'éléments. Mais ces éléments ne sont que les *semences des choses :* pour produire les corps, il faut qu'un mouvement les agite, les dégage de leur confusion originelle, les associe harmoniquement. Tout phénomène est un mouvement, tout corps un résultat de mouvements, et de très-grands efforts sont dépensés par l'école pour montrer comment les êtres vivants sont issus de ce procédé mécanique. Quant à la cause, les uns la disent inhérente à la matière, aveugle, fatale, tandis qu'Anaxagore enseigne l'existence d'un moteur qui agit avec intelligence. Le caractère de ce système est d'être purement physique d'intention ; matérialiste à son origine, il tend ensuite au déisme; mais il transmettra à ses premiers successeurs le dogme de l'éternité de la matière, en même temps que celui d'une cause intelligente.

L'école de Socrate donna à la pensée encore

timide d'Anaxagore une accentuation plus précise et plus énergique. La personne humaine, un peu oubliée jusqu'ici pour la contemplation de la nature, se relève; une plus grande part lui est faite dans la philosophie, et le premier effet de cette révolution plus morale que spéculative est de faire ressortir les attributs de la divinité, de placer la personne divine au sommet comme à la source de toutes les existences, de présenter la nature, non plus comme une manifestation, mais comme une œuvre.

La cosmogonie du Timée est évidemment inspirée par cette philosophie. Platon peuple le ciel et la terre d'agents personnels et libres. Au sommet de cette hiérarchie, est le Dieu souverain, qui prend la matière et produit le monde universel conforme aux idées archétypes qui sont en lui de toute éternité. Ce monde lui-même est un être divin, et il tire de son sein les astres, divinités subordonnées, formées de l'élément le plus pur, le feu, et les astres produisent l'homme. Celui-ci, venant à démériter, expie sa faute en descendant aux conditions d'un sexe plus faible, puis aux formes de plus en plus dégradées de l'animalité, en sorte que dans ce système la femme et les animaux n'appartiennent pas au plan primitif de la création, et disparaîtront de la nature au jour où l'expiation aura réhabilité tous les individus en déchéance.

Si, dans ce système, la création est encore divinisée, elle ne l'est cependant qu'en sous-ordre, et l'initiative reste au Dieu souverain.

Platon, sans échapper complétement encore de fait, sinon d'intention, à l'influence des conceptions panthéistes, et en se laissant dominer par les habitudes d'une religion qui peuplait la nature de divinités, nous donne cependant ici une conception bien éloignée non-seulement du panthéisme ionien, mais aussi du polythéisme vulgaire; à défaut d'une doctrine savante, qu'on ne pouvait attendre de sa méthode, il donne une doctrine morale où figurent les notions de liberté, de responsabilité, de mérite et d'expiation.

Chez Aristote, la question morale cède le premier rang à la question scientifique. Aristote procède autrement que Platon et connaît beaucoup mieux la nature. Il y constate un ordre de progression qui, de la matière brute, conduit aux plantes, puis aux animaux, puis à l'homme. La première fournit les éléments, les plantes s'en emparent et les transmettent aux animaux et à l'homme. Mais comment la nature s'élève-t-elle d'un règne à l'autre? Spontanément, par une suite d'efforts qui transforment la matière inorganique en matière organisée, et font passer celles-ci par toutes les formes végétales et animales, lesquelles, comme autant d'ébauches, tendent et arrivent enfin à leur perfection dans l'organisme de l'homme. Aristote admet cependant une sorte de création ; mais selon lui Dieu se borne à produire un monde animé qui porte en lui toutes les énergies nécessaires à l'espèce d'évolution dont l'homme est le terme définitif. Il suit de là qu'ici, pas plus que chez Platon, les êtres inférieurs à l'homme n'auraient une place légitime dans la nature ; pour Aristote ce ne sont que des ébauches, comme pour Platon ce sont des types dégradés.

Que dirions-nous de l'école épicurienne ? c'est à peine si elle mérite une mention pour mémoire, car elle ne fut ni savante ni morale. La philosophie ne lui doit qu'un système de matérialisme brut, grossier, superficiel, négation pure et gratuite sous les formes de l'affirmation.

Tandis que l'antiquité, dans le plus bel essor de sa vie intellectuelle, mais livrée aux seules ressources du génie avant l'âge de l'expérience, essayait d'atteindre à la cause et aux origines de l'univers, et n'arrivait qu'à des hypothèses bientôt emportées par le progrès des sciences, un petit peuple de la Syrie, presque illettré et d'un génie très-peu philosophique, possédait dès longtemps sur cette vaste question quelques notions fondamentales, simples et précises. Le premier chapitre des annales sacrées de ce peuple débute par ces mots : « Au commencement Dieu créa les cieux et la terre », et continue en nous montrant dans la nature non-seulement l'œuvre d'un Dieu unique, mais une œuvre successive et progressive qui, par voie de création, ajoute une assise à une autre assise, et ne s'arrête qu'après avoir placé l'homme au faîte de l'édifice. Cette fois toute créature a sa place dans l'ensemble et tout s'harmonise ; les étages inférieurs sont ordonnés en vue des supérieurs. Que nous dit cette cosmogonie, cette première page de la Bible commentée par elle-même ? Dieu seul n'a pas de commencement ; créateur d'une matière universelle d'abord informe et chaotique, il la féconde, l'anime, la met en œuvre avec cette seule parole : « Que la lumière soit. » Il sépare les eaux, l'atmosphère et le sol, ordonne à la terre de produire les plantes, fait surgir au sein de l'Océan la multitude des animaux aquatiques, peuple les airs d'oiseaux, appelle les quadrupèdes à se répandre sur les terres couvertes de végétation ; l'homme enfin sort de ses mains, et son créateur lui donne une compagne de même nature que lui pour compléter son existence.

Dans ce système, tout remonte à Dieu. Chaque espèce procède d'un acte spécial de création ; elle se perpétuera et demeurera distincte des autres par une force de production essentiellement conservatrice (1).

---

(1) Remarquons encore que la Genèse, tout en refusant à la force physique universelle ce que lui accordent d'autres cosmo-

Les données de la Genèse, commentées par une science pauvre, dépourvue de critique et mal disciplinée, défrayèrent les rares penseurs qui, au moyen âge, essayèrent de comprendre la nature; trop ordinairement le commentaire emportait le texte. De toutes les conceptions qui datent de cette époque, celle qui a eu et qui devait avoir le plus de succès est la doctrine de la chaîne des êtres, formulée en ces termes par le P. Nieremberg: *Nullus hiatus, nulla fractio, nulla dispersio formarum, invicem connexæ sunt velut annulus annulo*. En grande faveur chez les naturalistes de la renaissance, cette doctrine fut professée avec éclat par Charles Bonnet, à la fin du siècle dernier, et ce philosophe y rattachait l'idée d'une évolution palingénésique de la nature. On eût fort scandalisé les partisans de la chaîne des êtres en leur

---

gonies, la production des êtres vivants, rattache néanmoins ces êtres à la nature générale par les matériaux qu'ils lui empruntent. Dieu ne crée pas une matière spéciale pour les corps organisés, et, sous ce rapport, les naturalistes modernes, qu, avec Buffon, ont encore admis une matière essentiellement organique dès sa création, sont non-seulement en opposition avec la Bible, mais moins avancés qu'elle.

La cosmogonie sacrée nous montre la terre et l'eau produisant les êtres qu'elles nourrissent, mais toujours au commandement de la parole créatrice. «Et Dieu dit: Que la terre pousse son jet,» etc. etc. Enfin Dieu forma le corps humain de la poudre de la terre.

apprenant que par leur conception de la nature, ils donneraient un jour la main aux plus grands adversaires de la philosophie chrétienne. Cette conception est, en effet, bien plus dans la logique du panthéisme que dans celle de notre dogme religieux.

Représenter les trois règnes de la nature comme ne formant qu'une longue série d'anneaux enlacés les uns aux autres, une suite de termes qui ne laissent entre eux aucun intervalle, tant les nuances se fondent et se transforment les unes dans les autres, c'est, qu'on le veuille ou qu'on y répugne, qu'on le sache ou qu'on l'ignore, entrer dans la pensée des systèmes qui substituent à la pensée d'une création providentielle celle d'une nature animée, comme la concevait Aristote, nature qui, dans son effort ascensionnel, traverserait tous les termes imaginables d'une progression continue.

Vraie ou fausse, et ce n'est encore le moment ni de l'absoudre ni de la condamner, la doctrine que je viens de caractériser devait être bien venue des naturalistes qui professèrent ouvertement l'autonomie de la nature. Ce serait trop dire que d'accuser Buffon d'avoir accepté ce principe, puisqu'il a posé celui de la création et de la permanence des espèces; cependant les belles pages que ce grand écrivain a consacrées à l'exposition de ses vues générales sur la puissance des forces naturelles n'ont peut-être pas été sans influence sur un de ses successeurs, sur Lamarck, qui, affranchi de tout scrupule en matière de croyances, nous montre les forces universelles qui pénètrent le monde produisant les êtres vivants, et s'élevant peu à peu des formes les plus simples de l'organisation à l'organisme de l'homme. Le système de Lamarck mérite l'attention de toute personne qui veut voir et juger dans un de ses essais de réalisation les plus modernes le principe d'une nature auteur de la diversité des êtres.

Tandis que par l'apothéose de la force physique on reproduisait une doctrine philosophiquement équivalente à celle des physiciens fatalistes de l'école ionienne, ailleurs on demandait encore une fois au pur rationnalisme des principes de philosophie naturelle. Fichte ayant conduit la science au bord d'un abîme en faisant douter de toute autre réalité que de celle du moi, Schelling imagina, pour conjurer le péril, de poser au-dessus du moi et du non-moi une notion conciliatrice, celle de l'être absolu, substance et cause universelles, qui descend incessamment dans le temps et dans l'espace sous les deux modes corrélatifs de l'idée et du réel, du sujet et de l'objet.

Que l'on adopte le principe très-arbitraire de Schelling ou qu'on y substitue, avec Hegel, une notion purement logique, on arrive toujours à considérer le monde comme une manifestation diverse et progressive d'un être de raison qui traverse tous les modes d'existence, pour venir enfin prendre conscience de lui-même dans l'humanité.

Il résulte de la revue que nous venons de faire, que l'univers a été compris et envisagé tantôt comme la manifestation nécessaire d'un principe impersonnel, tantôt comme l'œuvre d'un Dieu créateur. Si la nature n'est que la manifestation d'une force impersonnelle, nous concevons que la diversité dont il nous offre le tableau résulte d'une transformation successive qui ait pour résultats une série de termes distingués par de faibles nuances ; et comme ces termes, qu'on nomme des espèces, surtout en parlant des êtres organisés, sont toujours prêts à passer aux suivants, il est évident que, dans cette manière de voir, l'espèce n'existe qu'à titre de mode temporaire d'un fait plus général. Si le monde est une création, s'il a un auteur, si un Dieu personnel l'a conçu, voulu, et produit, un plan s'y révèle et nous en donne la signification. Sa diversité est régie par une loi d'harmonie et de progrès qui n'enchaîne pas généalogiquement les existences particulières, mais qui les échelonne et les subordonne les unes aux autres dans un ordre tel, que les inférieures sont les conditions des supérieures. Cette fois, chaque espèce de corps ayant un rôle à remplir revêt des caractères définitifs et inaliénables, appropriés à sa destination, et l'on peut dire alors que l'espèce existe.

Il est facile de voir qu'il n'y a d'alternative qu'entre ces deux philosophies de la nature, qui concluent, l'une, au panthéisme, l'autre, au déisme; l'une, à une loi de nécessité, déguisée quelquefois sous des formes séduisantes et poétiques; l'autre, à une loi morale, qui, sous son apparente sévérité, n'en est pas moins la loi de la liberté.

L'histoire de l'esprit humain a posé la question, c'est à la science à la résoudre; commençons par la circonscrire et la préciser.

On distingue dans la nature deux empires : celui des corps bruts et celui des corps organisés; deux mondes : le monde physique et le monde physiologique. Cette distinction est-elle fondée, et les caractères des deux empires sont-ils relatifs ou absolus, c'est-à-dire, permettent-ils ou non de considérer le monde physiologique comme procédant du monde physique, et n'en étant qu'un mode particulier? Si telle n'est pas leur relation, en quoi consiste-t-elle? De son côté, l'empire des corps vivants, toute réserve faite pour ce qui concerne l'homme, se subdivise en deux règnes, le règne végétal et le règne animal. Sont-ce là deux groupes si bien caractérisés qu'on ne puisse supposer entre eux un lien de généalogie, ou passe-t-on de l'un à l'autre par de simples nuances qui laissent place à l'idée que l'animal n'est qu'une plante transformée ? Si ce n'est pas là leur relation, quelle est-elle ?

Enfin chaque règne des êtres vivants semble se composer, en dernière analyse, d'espèces nombreuses, que plusieurs degrés d'analogies et de différences répartissent, à nos yeux, par groupes plus ou moins généraux ; ces espèces ont-elles une existence réelle, ou ne sont-elles que les modes transitoires d'un être qui parcourrait successivement tous les degrés d'organisation et de vie que représente la diversité du règne ?

Telles sont les questions que nous avons à résoudre pour obtenir la notion vraie de la signification de la nature. Leur étude emporte avec elle non-seulement une doctrine sur le monde, mais une appréciation des premières conditions de l'organisation et de la vie, aussi bien que de leurs rapports avec l'empire inorganique. Voyons d'abord quels sont les caractères de ce dernier.

L'empire inorganique nous offre la matière dans ses conditions les plus générales de structure, de formes, de composition, et d'activité.

Ici les corps ne sont que des agrégats de matériaux soit homogènes, soit divers ; ils se présentent ou à l'état de fluides élastiques, et, dans ce cas, n'ont pas de formes déterminées; ou à l'état liquide, et tendent alors à revêtir des formes sphéroïdales; ou à l'état solide, et constituent cette fois des cristaux ou des masses informes, selon que leurs molécules, en se juxtaposant, peuvent obéir ou non à leur tendance naturelle. Du reste, aucune limite, aucune dimension, ne sont assignées à ces corps, qui ne figurent dans l'univers que comme les parties et en quelque sorte les fragments de celui-ci, ou tout au moins du corps astronomique auquel ils appartiennent spécialement.

Quant aux éléments qui concourent à former le monde inorganique, les chimistes en comptent déjà plus de soixante, et dans cette liste on retrouve, à côté de bien d'autres, tous ceux que nous verrons figurer dans la composition des corps organisés. Ces éléments existent ou à l'état d'isolement, comme quelques métaux nous en offrent l'exemple; ou à l'état de simple mélange, comme les gaz qui composent l'air atmosphérique; ou dans un état de combinaison intime et moléculaire donnant naissance à des composés doués de propriétés spéciales. Or ces composés inorganiques non-seulement sont très-simples, puisque leurs éléments s'unissent toujours deux à deux, très-fixes, puisque ces mêmes éléments obéissent pour les former à leurs affinités naturelles; mais ils offrent seuls ce caractère important, qu'après les avoir analysés et décomposés, nous n'avons qu'à les replacer en présence les uns des autres, avec ou sans le concours d'un agent physique, comme la chaleur ou l'électricité, pour qu'ils se reconstituent; c'est-à-dire que les combinaisons inorganiques sont régies par des lois assez simples pour être rigoureusement formulées, soumises à des conditions assez générales et assez accessibles pour tomber dans le domaine de notre industrie.

Dans ces premiers traits de l'histoire des corps inorganiques, nous voyons déjà les effets d'une activité aussi incessante que générale, car l'agrégation des molécules et leurs divers degrés de rapprochement, puis leur association pour former des corps composés, sont de véritables actes, non moins que la chute des graves et les révolutions des planètes autour du soleil.

Mais ces actes, pour l'explication desquels les physiciens ont imaginé les forces qu'ils appellent l'attraction universelle, la pesanteur, la cohésion, l'affinité, se rattachent intimement à d'autres phénomènes, à ceux qu'on désigne sous les noms de chaleur, lumière, électricité et magnétisme. Non-seulement toutes les attractions, toutes les expanpansions, les impulsions les plus énergiques, tous les déplacements de matière, tous les changements d'état, tous les faits de composition et de décomposition, relèvent d'un ou de plusieurs de ces ordres de phénomènes; mais la plus étroite solidarité unit ces derniers entre eux, comme les divers modes d'un même phénomène général. Tandis que l'électricité et le magnétisme se signalent par des actes d'attraction et de répulsion, que la chaleur compte parmi ses caractères les plus importants l'expansion qu'elle imprime à la matière, que tout changement d'état d'un corps, comme toute combinaison moléculaire, sont accompagnés de phénomènes électriques, la chaleur communique des propriétés électriques aux corps qu'elle pénètre, et l'électricité produit à son tour de la chaleur, de la lumière et des effets magnétiques.

Que nous indique cette dépendance étroite, constante, universelle, de tous les phénomènes du monde physique? Qu'ils rentrent dans un même fait général et qu'ils procèdent d'une même cause; en un mot, qu'une force commune pénètre la nature entière et la met à l'œuvre. Telle est aussi la conclusion implicite des physiciens modernes, lorsque, dans leur théorie la plus accréditée, ils substituent à la doctrine des fluides impondérables, qui divise la source des phénomènes physiques, celle qui explique tous ces phénomènes par les vibrations diversifiées d'un fluide éthéré répandu dans l'espace universel et pénétrant tous les corps.

L'activité qui se manifeste dans la nature inorganique a pour premier caractère son universalité, car elle s'étend aux êtres organisés eux-mêmes, et joue un rôle important jusque dans les fonctions physiologiques ; c'est une activité fondamentale. Son second caractère est la simplicité au moins relative des lois qui la régissent, d'où résultent les merveilleux succès de l'analyse appliquée à cet ordre de phénomènes, analyse qui donne, avec une exactitude mathématique, leur enchaînement, leur mesure, leurs conditions d'existence, permettant de féconder l'observation par le calcul, et d'en déduire ces belles et fécondes applications qui sont la gloire de la science moderne.

Le monde physique nous livre ainsi, avec le secret de son activité, les moyens, non-seulement d'en apprécier l'importance générale, non-seulement d'en multiplier les bienfaits, mais encore d'en mesurer la portée, et de déterminer en quoi et jusqu'où la force universelle qui pénètre ce monde peut entrer dans les conditions d'existence des êtres vivants. C'est ici que va se montrer à nous le caractère le plus significatif de l'empire inorganique. Pour le mettre en évidence dans son ensemble, nous devons demander aux sciences physiques, d'abord et avant tout, ce que l'action séculaire de la force universelle a fait pour le globe que nous habitons ; dans quelles relations ses conditions actuelles sont avec les êtres vivants; enfin jusqu'où va et en quoi consiste l'intervention de cette force dans la sphère de l'organisation de la vie.

Et d'abord, la géologie nous dit que, malgré la régularité rigoureuse et en apparence nécessaire et fatale de l'activité qui le travaille, ce globe a subi une longue série de modifications, qui l'ont graduellement préparé à devenir le séjour d'êtres vivants de toutes les classes connues aujourd'hui. Aucun fait ne trahit le secret de l'origine de ces êtres, mais tout indique une œuvre préparatoire et providentielle, une œuvre qui a harmonisé le monde physique avec les conditions d'existence des corps organisés.

Voyez ce sphéroïde qui circule autour du soleil, incliné sur le plan de son orbite de manière à présenter successivement ses hémisphères nord et sud aux rayons les plus directs de l'astre qui l'éclaire et le réchauffe; voyez-le tournant sur son axe et faisant succéder graduellement, pour chacune de ses longitudes, le jour à la nuit, un temps d'activité à un temps de repos. La matière qui compose ce globe, d'abord incohérente et chaotique, peut-être comme celle des nébulosités que le télescope nous montre dans les profondeurs du firmament, s'est dégagée de sa première confusion pour constituer des masses de densités différentes, et surtout trois couches concentriques qui représentent les trois états de la matière : la plus externe forme une atmosphère gazeuse, par conséquent éminemment mobile et élastique, transparente, mélange de quelques gaz qui jouent un grand rôle dans la composition des corps vivants. Elle pèse sur une couche d'eau dont elle modère l'évaporation, et qui, après avoir recouvert toute la planète, en avoir remanié les matériaux, retirée maintenant dans de vastes bassins, occupe encore les trois quarts de la surface de ce globe. C'est ici un second milieu mobile et toujours en mouvement sous la triple influence des inégalités de température, des courants atmosphériques, et de l'attraction de la lune ; c'est un dissolvant énergique qui entraîne et charrie de nombreux matériaux. Vient enfin ce sol minéral, si varié dans sa composition, formé ici de masses cristallines, là et plus généralement d'une succession de couches diverses déposées par les eaux pendant une longue suite de siècles, et qui accusent, par leur position et leurs dislocations, des bouleversements plus ou moins nombreux. De là un relief terrestre inégal qui donne des bassins à l'Océan, qui élève au-dessus de celui-ci des îles, des continents, et, sur ces continents, des plateaux, des montagnes ; de là tout un système de configuration géographique qui diversifie les conditions climatériques, plus que ne le font les seules différences de latitude.

Si, dans le monde inorganique, quelque chose rappelle l'idée de l'organisation, c'est bien certainement ce concours de l'air, de l'eau et du sol, réagissant l'un sur l'autre, et fonctionnant sous l'influence du soleil, au profit des corps organisés. Ainsi s'établit cette circulation incessante qui amène sur les continents, à l'aide de l'atmosphère et par ses mouvements, les eaux de la mer, que l'inclinaison du sol ramène au grand réservoir. Ainsi se constitue un ensemble de conditions d'existence qui non-seulement prépare la surface de notre planète à recevoir des hôtes, mais qui leur offre la plus grande variété de circonstances.

A ce moment, le monde inorganique se présente à nous comme la première assise d'un édifice. Les étages supérieurs sont indiqués par cette base; elle les attend, mais en surgiront-ils spontanément, et en vertu du seul principe d'activité qui produit les phénomènes physiques?

Les êtres vivants trouvent dans la composition des corps inorganiques, dans celle de l'air, de l'eau, du sol, les éléments matériels de leur organisation; il se produit même au sein de ces êtres quelques combinaisons binaires et entre autres celles qui donnent l'acide carbonique et l'eau, ces composés qui jouent un si grand rôle dans l'ensemble de la nature. La pesanteur n'épargne pas plus les corps organisés que les autres; elle s'exerce sur eux, mais à leur profit, soit directement en donnant à la station et aux mouvements de premières conditions d'équilibre, soit indirectement, en contrebalançant une autre action physique, l'expansion, par la pression de l'atmosphère, ou en précipitant l'air dans nos poumons. L'attraction capillaire joue un rôle important dans le mouvement des fluides, et l'ascension de la séve ne reconnaît guère que des causes physiques. La chaleur externe est nécessaire au développement des germes, dont sa privation laisse dormir la vitalité; et les organismes tout formés ne fonctionnent et ne vivent qu'autant que la température du milieu ambiant se maintient entre certaines limites, qui varient beaucoup selon les groupes auxquels ces organismes se rattachent. On sait combien la lumière est nécessaire à la nutrition des plantes, et son influence sur les parties vertes en particulier. Chez les animaux, le rôle de ce modificateur ne se borne pas à transmettre des images à la faveur d'un organe construit conformément à ses lois de propagation; car non-seulement les couleurs qui ornent les oiseaux, les insectes, même les poissons ou les coquillages, proportionnent leur éclat à l'intensité de la lumière sous l'influence de laquelle vivent ces êtres; non-seulement l'animal des hautes latitudes est plus sujet à l'albinisme que celui des autres régions du globe, mais tout être animé appelé à vivre au grand jour souffre et dépérit dans l'obscurité. Quant à l'électricité atmosphérique, on ne peut douter qu'elle n'ait sa part d'action sur les êtres vivants; elle accélère la végétation, elle rend les absorptions plus rapides et donne aux animaux des sensations de malaise à l'approche des orages; mais son rôle physiologique est moins bien connu que celui de la chaleur et de la lumière.

A leur tour, les corps organisés sont eux-mêmes des foyers de chaleur, des sources d'électricité et d'action magnétique, enfin quelquefois aussi ils deviennent lumineux. Tous ont un fonds de température propre, qu'ils doivent à leur mouvement vital, et qui résulte immédiatement de l'activité de la nutrition et s'y proportionne. Il se produit des phénomènes électriques dans les muscles qui entrent en contraction, et qui ne sait que l'électricité va jusqu'à produire des étincelles et des décharges puissantes chez quelques poissons pourvus d'un appareil spécial qu'anime un système nerveux considérable. Enfin est-il besoin de rappeler que beaucoup d'animaux invertébrés, des insectes, des mollusques, des zoophytes, sont plus ou moins complétement lumineux, et que la phosphorescence de la mer est due à la présence de myriades d'animalcules qui jouissent de cette propriété, laquelle réside dans une matière d'origine organique, formée sous l'influence de la vie.

Il y a donc comme une pénétration réciproque du monde physique et du monde physiologique ; la force, qui se manifeste seule dans le premier, étend son action sur tout ce qui s'appelle matière, que celle-ci soit ou non organisée, et la vie, à son tour, compte au nombre de ses effets des faits de chimie générale et des phénomènes physiques.

Cette relation des deux mondes, toute intime et réciproque qu'elle soit, suffit-elle à nous montrer dans le monde physiologique un produit, une dépendance, une spécialisation du monde physique? Non, elle s'arrête en deçà de cette démonstration. Réunissez tous les éléments matériels que l'analyse retire des corps organisés, rapprochez-les, faites agir sur eux avec toute leur énergie et dans les conditions les plus diverses la chaleur, la lumière, l'électricité, vous ne produirez jamais l'organisme le plus simple, que dis-je, le moindre des composés propres aux corps vivants et qu'ils accumulent sous nos yeux; vous ne produirez que des combinaisons binaires, minérales; vous les multiplierez en les variant, mais vous n'irez pas au delà. Et si, vous défiant des procédés de l'art, vous cherchez quelque part dans la nature des circonstances tout spécialement heureuses qui feraient surgir tout à coup l'organique de l'inorganique, l'expérience vous les refuse partout; car, si l'on a pu croire et si beaucoup de personnes admettent encore, dans une certaine mesure, des générations spontanées d'êtres infimes au sein d'une eau que réchauffent les rayons du soleil, personne du moins n'ignore que cette apparition n'a jamais lieu que dans un liquide qui tient en dissolution des débris de corps organisés.

Tout à l'heure, quand nous aurons précisé les caractères de l'organisation et de la vie, nous comprendrons encore mieux que maintenant l'impossibilité de déduire généalogiquement la physiologie de la physique, l'empire des êtres vivants de l'empire des corps bruts. Mais ne nous sera-t-il pas permis de penser dès à présent que le monde physique s'arrête aux conditions les plus générales et les plus nécessaires de l'existence matérielle et dynamique, que son caractère est de s'y arrêter, et d'offrir par là une base, non une origine, à des existences plus spéciales.

Abordons maintenant cet autre empire, ces autres règnes qui, de la base sur laquelle ils s'appuient, vont continuer les lignes de l'édifice.

Un corps brut n'était qu'un agrégat de molécules, fragment détaché d'une masse générale. Un corps organisé est une individualité existant pour elle-même, d'une composition et d'une structure plus ou moins complexes, comme le mot organisation le donne à entendre, enfin d'une forme et d'une dimension constamment déterminées pour chaque espèce.

Et d'abord, quant à sa composition moléculaire, le corps organisé n'admet qu'un certain nombre d'éléments ; il choisit parmi ceux de la nature générale. Quelques-uns de ces éléments, plus propres que les autres à entrer dans un mouvement plus ou moins rapide de composition et de décomposition, forment ici des combinaisons inconnues à la chimie minérale, des combinaisons ternaires ou quaternaires qu'il est impossible de reproduire artificiellement ; on les nomme principes immédiats organiques, parce que ce sont les premiers produits qu'on obtient de l'analyse des corps qui ont joui de la vie.

A ce caractère de composition chimique, premier effet de la force spéciale qui anime les organismes, ajoutons cette structure hétérogène où nous voyons toujours au moins le concours de liquides et de solides dans un état de pénétration réciproque, réagissant sans cesse les uns sur les autres, et faisant échange de matériaux. Les solides forment des tissus qui, organes de fonctions simples, composent des organes plus complexes ; chaque partie existe ici pour le tout et vit sous la dépendance des autres. Il y a certes bien loin d'un corps ainsi constitué à ces masses inorganiques où des molécules homogènes se groupent sans autre relation mutuelle que leur identité de nature et l'attraction qui les rapproche.

Avec ses conditions de structure, le corps organisé revêt nécessairement une forme déterminée. La pénétration des solides par les liquides, l'abondance de ceux-ci, et la souplesse nécessaire à toute partie vivante, excluent d'abord l'idée des formes cristallines et lui substituent celle des contours arrondis ; puis, sous cette condition morphologique générale, nous entrevoyons déjà des modifications en harmonie avec le degré d'organisation et avec le genre d'activité que l'être vivant doit déployer au dehors.

La première et la plus constante de ces relations consiste dans les emprunts dont il s'alimente et qui servent à son développement. Ce qu'il emprunte il ne l'ajoute pas à sa surface, mais il l'absorbe, l'élabore, se l'assimile et le fait entrer dans un mouvement intime de nutrition ; composition et décomposition incessantes, travail d'organisation perpétuel qui fournit sa carrière entre le développement du germe et la mort, se signalant par les modifications successives qu'on nomme les âges de la vie.

L'être vivant naît de son semblable et l'engendre ; génération essentiellement dynamique, car son résultat matériel n'est qu'un germe, un produit qui n'a encore ni l'organisation ni la forme de son espèce, et qui néanmoins les revêtira bientôt par suite d'une évolution spontanée (1).

A quelque degré de simplicité que nous étudions l'organisation et la vie, il nous est impossible de trouver le moindre indice de transition du corps brut au corps organisé, de l'activité physique à l'activité vitale. La relation qui unit les deux empires n'est donc pas une relation de généalogie, et il faut chercher ailleurs que dans la force universelle l'origine des forces spéciales qui organisent la matière et qui fonctionnent sous le nom d'êtres vivants.

Immédiatement au-dessus du monde inorganique, se place cette première grande série de corps organisés qu'on nomme le règne végétal. Celui-ci a pour fonction spéciale de convertir la matière brute en matière organique; il plonge de toutes parts dans la première, prend au sol, prend à l'eau, prend à l'atmosphère, et accumule ses produits à la surface du globe.

---

(1) Ayant à discuter la valeur du mot *espèce* ou plutôt du fait qu'il exprime en traitant des races humaines, je ne m'arrête pas en ce moment à cette question importante, et le lecteur remarquera de lui-même que dans l'histoire des corps organisés les espèces se composent d'individualités rattachées les unes aux autres par le lieu de la génération, qui garantit l'identité de nature en confirmation de la similitude des caractères.

L'organisation et les formes de la plante correspondent évidemment au rôle qu'elle remplit. Quant à l'organisation, elle se résume en un tissu perméable, composé de petites cellules et de tubes fermés, dont les formes varient, mais qui représentent toujours des foyers d'élaboration, des espaces circonscrits, où pénètrent, séjournent et se modifient, sous l'action de la vie, les substances absorbées. Celles-ci composent un fluide nourricier, la séve, qui remplit les espaces intercellulaires, baigne ainsi les cellules, fait des échanges avec leur contenu, s'avance de proche en proche en revêtant un caractère de plus en plus organique, et finit par se convertir en un tissu nouveau qui vient s'additionner aux tissus existants.

Si la cellule et ses variantes composent tout l'organisme intérieur du végétal, ce qui caractérise ses dispositions extérieures c'est avant tout un grand déploiement de surface, qui répond essentiellement aux besoins d'une absorption active, comme la cellule à l'élaboration des sucs. Le corps d'une plante complète, ce qu'on nomme la tige, l'axe, a deux pôles, l'un terrestre, l'autre atmosphérique et cherchant la lumière. Le premier s'épand en nombreuses divisions, en prolongements spongieux d'une grande ténuité, en un mot il fournit le système des racines. Le second donne toutes ces expansions latérales et terminales qu'un milieu fluide baigne de toutes parts et qui constituent les feuilles et les fleurs. C'est ici que le luxe du développement végétal arrive à son apogée. Les appendices de la tige, en subissant quelques modifications de formes et de dispositions, deviennent ou des organes nourriciers, les feuilles proprement dites sous leur modeste livrée verte, ou des organes de fructification, des fleurs formées de plusieurs cercles de feuilles plus ou moins transformées, peintes des plus belles couleurs. C'est dans la fleur que s'épuise le dernier développement de la plante, et cet acte suprême de la vie végétale est encore un acte de production. Production de tissus nouveaux, production de bourgeons, production d'ovules et de vésicules polliniques, et pour cela absorptions par les racines, absorptions par les larges surfaces des feuilles, élaborations intracellulaires, organisation de la séve, voilà, en y ajoutant quelques excrétions et quelques dépôts, toute la vie végétale et tous ses résultats immédiats. Tout ce qu'on a dit de la sensibilité des plantes, tous les exemples de mouvements qu'elles nous offrent, n'ajoutent rien au caractère de cette vie. Quant à la sensibilité, rien, ni dans les actes ni dans l'organisation, n'en autorise la supposition, et les mouvements résultant ici de simples déplacements de liquides toujours occasionnés par une cause externe, ils ne sortent ni des conditions ni de la destination des autres phénomènes physiologiques de la plante. Remarquons d'une manière générale que ces phénomènes, depuis l'ascension de la séve jusqu'à la germination, sont dans une dépendance très-prochaine des agents physiques, que ceux-ci jouent ici un rôle de première importance, et renferment la spontanéité dans les plus étroites limites, que tout, à commencer par les matériaux qu'elle emploie, met la plante dans le contact le plus direct avec le monde inorganique et en fait comme le médiateur de ce monde et des règnes plus élevés.

Dans les services qu'elle rend à ceux-ci, nous devons compter non-seulement l'organisation de la matière, mais encore la purification de l'atmosphère qui alimentera la respiration animale. C'est un point sur lequel nous aurons occasion de revenir.

Quoique arrêté aux premières fonctions de la vie, l'organisme des plantes ne laisse pas de se prêter à une grande diversité de types anatomiques et morphologiques, comme le prouve le nombre des espèces végétales et tout leur système de classification. Cette diversité représente une échelle de progression et de spécialisation, en même temps qu'elle se rattache aux différences du séjour, des milieux, des climats, etc.; en un mot, elle a tous les caractères que supposent à la fois l'idée de développement et celle de cosmopolitisme, c'est-à-dire la notion de règne.

Quant au progrès, il ne consiste que dans la localisation des fonctions et dans la spécialisation des organes.

C'est ainsi que nous passons des plantes homogènes ou exclusivement composées de cellules (plantes cellulaires), à celles qui admettent dans leur structure des cellules proprement dites et des vaisseaux de diverses sortes (plantes vasculaires); de celles qui manquent de tige à celles qui en ont une ; puis à celles qui ont tige, racines et feuilles ; de celles qui n'offrent qu'une fructification simple, consistant en spores plus ou moins diffuses, à celles qui produisent des graines ; gradation dans laquelle plusieurs de ces progrès sont combinés, et qui nous fait parcourir les trois types principaux des acotylédonés, des monocotylédonés et des dicotylédonés; et dans chacun de ces types, une suite de groupes composés eux-mêmes de plusieurs familles. Mais, du moment où nous quittons les grandes divisions du règne, pour étudier le caractère de la diversité végétale dans les groupes de moindre importance, nous cessons d'apercevoir un véritable progrès ; et si, dans les familles et dans les genres, les espèces se coordonnent encore dans un ordre de série, c'est seulement pour réaliser des tendances partielles qui n'intéressent pas le plan général. Ajoutons que toute cette gradation, comme toutes les modifications de moindre valeur, et celles qui se rattachent au séjour et aux autres circonstances extérieures, sont représentés par des espèces, très-variables sans doute dans certaines limites, mais qui ne se transforment jamais l'une dans l'autre, d'après le témoignage des botanistes les plus expérimentés.

Encore une fois, quand on embrasse l'ensemble du règne végétal, on constate une spécialisation et une complication progressives d'organisation et de forme, on voit s'activer et se diversifier une première fonction vitale. Cette fonction peut s'étendre, mais non s'élever, car elle s'appelle la production de la matière organique aux dépens de la matière élémentaire. Ses progrès mêmes démontrent son vrai caractère et ses limites ; ils démontrent que pour atteindre plus haut, il faut de nouvelles données de vie et d'organisation, que pour aller plus loin, il faut franchir une solution de continuité, que par conséquent le règne végétal ne peut pas plus se transformer en un règne nouveau, qu'il n'a pu procéder lui-même de l'empire inorganique ; enfin nous avons vu que ses propres éléments, quelque rattachés qu'ils soient les uns aux autres par la communauté d'un même système d'organisation et de facultés, et par celle d'un même plan général, ne sont pas issus les uns des autres.

A la série des espèces végétales, vient maintenant se superposer une autre série, un autre règne, en qui la vie prend une dignité nouvelle et un immense développement. En possession de la matière organique créée par la végétation, et de celle qu'il s'emprunte à lui-même, ce règne nous offre l'être vivant émancipé du sol et entrant, à l'égard de la nature, dans des relations où sa spontanéité devient prépondérante. Il s'anime, c'est-à-dire qu'il sent et qu'il se meut par lui-même.

Sentir et se mouvoir spontanément sont les deux traits caractéristiques de la vie animale; de là tous ceux de l'organisation et des fonctions qui concourent à cette vie.

La physiologie animale comprend deux ordres de fonctions et deux ordres d'organes : des fonctions et des organes qui intéressent directement la vie de l'individu, et la propagation de l'espèce dans l'espace et dans le temps; des fonctions et des organes pour les relations avec le monde extérieur. Mais la distinction de ces deux sphères, désignées par Bichat sous les noms de *vie organique* et de *vie animale*, ne doit pas nous faire oublier leur étroite dépendance, leur pénétration réciproque. L'animal n'est pas simplement la plante s'enveloppant d'animalité, comme le représentait Buffon. La vie animale ne se borne pas à ajouter de nouveaux modes d'activité à ceux que nous offre la plante;

elle change à la fois et le but, et les conditions de la vie organique, elle communique à toutes les fonctions nutritives son caractère d'indépendance et d'activité, car elle les affranchit presque entièrementde la nature inorganique, et accélère toutes leurs opérations.

Ces réserves faites, rappelons-nous les principaux traits de l'organisation et de la physiologie animales.

Cette organisation ne se résume pas, comme celle de la plante, en un tissu formé de cellules simples ou composées. Chez l'animal, nous retrouvons des cellules, mais seulement dans le premier âge de formation, et, plus tard, sur quelques surfaces qui doivent ou absorber, ou élaborer et séparer certains produits. Partout ailleurs cet élément de texture fait place à diverses sortes de fibres ; à une fibre *connective* qui forme la trame et le moyen général d'union de tous les organes, et qui se montre tantôt inextensible, tantôt élastique ; à une fibre charnue ou contractile ; enfin à une fibre nerveuse, qui, sous la forme de tubes extrêmement déliés, très-longs, remplis d'une sorte de gelée, transmet les incitations sensoriales et locomotrices.

Ces éléments de texture répondent aux données physiologiques de l'animalité. Ils composent, en se combinant et caractérisent par la prédominance de l'un d'entre eux, les organes proprements dits.

Ceux-ci se disposent à leur tour en systèmes généraux et en appareils, conformément à un plan dont il importe de se rendre compte avant d'en aborder les détails.

Toute vie suppose, d'une part, un échange quelconque, une relation avec le monde extérieur; d'autre part, des actes intimes qui se passent dans l'organisme lui-même. De là deux régions organiques : une région externe ou superficielle, qu'on peut appeler l'enveloppe générale, et une région interne ou profonde.

Tandis que la plante déploie toute sa surface en présence des milieux qui l'alimentent, l'animal divise la sienne, car il n'a plus ses racines dans le sol; il reçoit la matière toute organisée, et entre dans de nouvelles relations avec le monde extérieur. Une partie de l'enveloppe s'interne, forme une cavité alimentaire où viendra s'accumuler une certaine quantité de nourriture, et la partie de cette même enveloppe qui demeure en dehors sert à protéger, à recueillir des impressions, enfin à une locomotion spontanée. La région superficielle de l'animal se compose donc de deux parties emboîtées l'une dans l'autre, et séparées par la région profonde.

Ces deux moitiés ont la même organisation fondamentale, et de simples modifications suffisent pour les rendre propres à leurs fonctions spéciales, première preuve de la solidarité des deux sphères vitales de l'animal, puisque l'enveloppe internée appartient à la vie nutritive, et l'externe à la vie animale proprement dite. Dans l'une comme dans l'autre, nous trouvons tout à fait superficiellement un revêtement tégumentaire, et, au-dessous de lui, un ou plusieurs plans de fibres charnues. Le tégument, qui prend le nom de peau à l'extérieur, celui de membrane muqueuse dans la partie rentrée, se compose du derme, couche de fibres plus ou moins élastiques que traversent des vaisseaux sanguins et des nerfs, et d'un plan de cellules, qui forment ce qu'on nomme un épiderme s'il est protecteur et externe, un épithélium s'il est essentiellement approprié à des actes d'absorption ou de sécrétion. Quant aux plans de fibres charnues, ils se disposent selon deux directions principales et croisées qui varient celles des mouvements. Dans la partie externe de l'enveloppe générale, l'élément locomoteur prend un développement considérable, et devient un grand appareil, tandis que dans la partie rentrée il s'efface plus ou moins, et demeure à l'état membraniforme.

Tandis que la première région de l'organisme étale en couches superposées et sous la forme d'une enveloppe tous ses éléments de structure, la région profonde ramasse les siens sous la forme d'organes centralisateurs. Ces organes se partagent aussi les deux sphères de la vie animale et de la vie organique, les uns, comme centres d'incitation, les autres, comme centres d'impulsion pour la circulation du fluide nourricier.

Voilà donc les appareils des grandes fonctions divisés en appareils de surface et appareils centralisateurs, qui, les uns et les autres, fournissent aux fonctions nutritives et aux fonctions de relation.

Ce premier aperçu ne nous donne encore qu'une vue très-générale des fonctions et de leurs appareils; il nous oriente, mais il nous fait désirer en même temps des notions plus spéciales, qui non-seulement nous feront mieux comprendre la richesse de développement qui caractérise l'animalité, mais nous introduiront en même temps à l'étude de l'homme. Commençons par les organes et les actes les plus caractéristiques du règne qui nous occupe; en les abordant les premiers, nous comprendrons mieux les actes et les organes d'un ordre moins élevé, et l'empreinte que la vie animale met sur la vie nutritive.

La vie animale débute par la sensation, en apparence et jusqu'à un certain point par un fait de passivité. Mais toute sensation comprend deux éléments : une impression, et le sentiment de cette impression. L'animal n'est passif que dans l'impression qu'il éprouve au contact du monde extérieur ; dès qu'il sent cette impression, il entre en activité, il s'éveille, et se manifeste comme être sensible.

La physiologie, d'accord avec l'analyse psychologique, nous apprend que deux sortes d'organes concourent à l'action sensoriale : un organe externe qui reçoit l'impression, et un organe central où elle est sentie et perçue. Que ces organes, au lieu des intermédiaires qui les rattachent l'un à l'autre, soient isolés, ils pourront fonctionner séparément ; non-seulement les impressions auront lieu, mais on observera souvent des sensations spontanées, ce qu'on nomme des hallucinations

La peau a pour première et principale destination les relations de la sensibilité avec le monde extérieur. Là se montre ce qu'on nomme les appareils des sens externes, qui sont tous ou des parties ou des dépendances de la peau, entraînant comme auxiliaires quelques portions de l'appareil locomoteur.

Pour répondre à cette destination générale, et pour s'approprier à la diversité des faits extérieurs qui doivent l'impressionner, et par son intermédiaire, éveiller les sensations qui leur correspondent, le système tégumentaire offre des modifications plus ou moins particulières.

Que le derme se montre souple, qu'un réseau nerveux abondant se répande à sa surface, que sa couche épidermique borne son épaisseur à ce qui est nécessaire pour prévenir l'effet exagéré d'un contact trop immédiat, et nous aurons les conditions anatomique les plus générales d'un sens externe.

Ce sont les seules qu'exigent les sensations tactiles; elles suffisent pour ces premières impressions qui font apprécier la température d'un corps et l'état de sa surface. Mais l'animal a-t-il besoin et ses facultés le rendent-elles capables d'ajouter à ces premières notions celle de la consistance, puis celles de la forme et du volume; la peau, empruntant le secours des organes du mouvement qu'elle couvre, formera avec ceux-ci un appareil de toucher; ce sera une partie du corps saillante, souple, d'une forme déliée, propre à s'adapter aux surfaces dont le contact doit indiquer les directions et l'étendue. Le toucher est déjà un acte à son point de départ; la volonté détermine et dirige ici un effort musculaire, en même temps qu'elle exalte l'organe directement impressionné; de là une sensation composée de celles des mouvements exécutés, des résistances rencontrées, et enfin des impressions générales du tact. Il s'ensuit que, si le tact proprement dit est le sens le plus général, le plus élémentaire, le toucher est une fonction complexe qui suppose un certain développement des facultés psychologiques, et l'on serait tenté de n'attribuer ce sens complexe qu'aux animaux les plus élevés, si l'on ne se rappelait que beaucoup d'animaux inférieurs agitent sans cesse des appendices au moyen desquels ils palpent les corps placés à leur portée ; ils n'en étudient certes pas les formes, mais ils en apprécient au moins la consistance.

Les deux sens du goût et de l'odorat agissent encore au contact de la matière, mais de la matière à l'état de dissolution, et pour y reconnaître certaines qualités moléculaires qui éveillent les sensations spéciales de la saveur et de l'odeur. Les appareils de ces deux sens ne sont encore que des surfaces tégumentaires très-impressionnables. Mais ces surfaces sont déjà très-circonscrites, et reçoivent un seul nerf partant d'un seul des centres de sensation ; sous ce double rapport, elles contrastent avec la surface générale, qui fonctionne comme organe du tact, et qui reçoit des nerfs nombreux de divers points du système central.

Le goût, sentinelle avancée des fonctions alimentaires, est placé à l'entrée de l'appareil de ces fonctions. Là des liquides abondants viennent humecter et dissoudre les aliments solides ; mais souvent aussi ces aliments solides sont avalés en masse, ce qui annonce l'annulation plus ou moins complète du sens. Les animaux les mieux doués à cet égard ont leur membrane gustative portée sur une langue très-mobile, qui peut presser la matière alimentaire de sa face supérieure et de ses bords couverts de papilles nerveuses et toujours humides. Cette disposition organique n'est complète que chez les mammifères.

L'odorat étend déjà, plus que le goût, la sphère des relations de l'être animé; en effet, il s'exerce sur des molécules dispersées, véritables émanations des corps, transportées à distance de ceux-ci par le milieu auquel ils les ont cédées. Ce sens avertit donc l'animal de la présence d'un corps dont il est encore plus ou moins éloigné, et lui en fait discerner certaines qualités caractéristiques. Ses applications varient, du reste, plus que celles du goût. Associé à celui-ci, il concourt à l'appréciation des substances alimentaires, ou bien il dénonce à l'animal carnassier une proie encore lointaine; à un autre, l'approche d'un ennemi; il dirige le mâle dans la recherche de sa femelle. Sa place est toujours, et nécessairement, à la partie la plus avancée du corps. La membrane olfactive se porte ainsi à la rencontre des molécules odorantes; elle les retient soit en les couvrant d'une humidité plus ou moins prononcée, soit à la faveur de certaines dispositions qui multiplient en même temps sa surface. Quelquefois placée en saillie sur un appendice, comme l'antenne d'un insecte, cette membrane formera ces panaches élégants qui ornent la tête de quelques papillons de nuit et de quelques mouches, telles que les cousins, les feuillets antennaires des scarabées, etc. D'autres fois, elle se retirera dans une cavité, se plissera, et finissant par se placer sur le trajet de l'air respiré, elle aspirera dans un espace restreint une quantité considérable d'émanations propres à l'impressionner. Certains animaux surprennent tous les jours notre admiration par les preuves merveilleuses qu'ils nous donnent de la finesse et de l'intensité de leur odorat. Nous verrons plus tard quel est le vrai caractère de cette supériorité

Viennent maintenant la vue et l'ouïe, qui, agrandissant encore le cercle des relations de l'animal, établissent entre lui et les objets extérieurs des rapports à distance par les seuls ébranlements des milieux intermédiaires. Que ces lignes de vibration de l'éther qu'on nomme les rayons lumineux, viennent à rencontrer l'épanouissement d'un nerf délicat préparé à les recevoir et à les transmettre à un centre de sensation spécial, l'animal aura une sensation de lumière. Qu'au devant de la surface nerveuse impressionnable se place un appareil de dioptrique, une chambre obscure avec son petit orifice et des milieux réfringents, une image des corps placés dans le champ de cet appareil se peindra sur la toile nerveuse, et tous ces objets se révèleront à l'animal, qui appréciera plus ou moins exactement leurs formes, leurs distances relatives, leur arrangement. Et de même qu'il a pu palper, goûter, flairer, à la faveur des moyens auxiliaires que l'appareil locomoteur fournissait aux appareils des sens précédents, des perfectionnements analogues, des muscles ajoutés à des yeux mobiles, lui permettront de regarder ce qu'il lui importe tout particulièrement de voir.

De leur côté, les ébranlements de l'air et des corps élastiques, que nous nommons sonores, venant à rencontrer les filets déliés et mous d'un nerf qui les transmet à un nouveau centre particulier de sensation, l'animal aura la perception d'un son plus ou moins intense. Si, avant d'atteindre le nerf qu'elles doivent ébranler, les ondes sonores traversent un appareil qui les dirige convenablement, le son arrivera aux organes qui doivent le sentir, avec ses caractères toniques, son timbre, son rhythme, et sa direction. Le discernement des sons, complété par les perfectionnements de l'appareil, et aiguisé par l'attention, établit des relations de plusieurs genres entre l'animal et les être placés à quelque distance de lui. C'est avec raison qu'on a nommé l'ouïe le sens social par excellence, car elle met en rapport des individus d'une même espèce; mais, en même temps qu'elle leur permet de s'appeler, de s'avertir, de se communiquer réciproquement le sentiment qui les anime, elle sert à la vigilance du timide mammifère qui, dirigeant à volonté sa conque auditive de côté et d'autre, recueille les moindres bruits qui peuvent lui dénoncer un ennemi. L'oiseau qui nous enchante de ses vives et sémillantes mélodies les sent-il lui-même autrement que comme l'expression des sentiments qui les lui inspirent? Musicien par l'exécution, l'est-il aussi comme auditeur? Son talent d'imitation permet peut-être de croire ici à des sensations qui dépassent les besoins.

En suivant les fibres nerveuses répandues dans chaque appareil sensorial, nous les voyons se grouper en faisceaux qui se réunissent à leur tour, et qui, formant enfin des cordons plus ou moins gros, nous conduisent jusqu'aux organes centraux de la vie animale. Là l'impression transmise devient une sensation plus ou moins déterminée; de là aussi, partent les incitations locomotrices. Mais, entre la sensation et le mouvement qui y répond, au-dessus de l'un et de l'autre, se place une activité centrale, prouvée avant tout par ses résultats, et qui a aussi ses organes propres : c'est ce qu'on nomme l'activité psychologique. Nous l'observons à un haut degré de développement chez les animaux supérieurs, en même temps qu'il est facile de distinguer dans leur système nerveux central, dans le système cérébro-spinal des vertébrés, des centres sensoriaux, des centres d'incitation locomotrice, et des centres d'actions intermédiaires, ralliés les uns et les autres à ce centre commun qu'on appelle la moelle épinière. Remarquons en passant que les formes générales de l'organisme correspondent si bien à celles de cet ensemble de centres nerveux, qu'elles semblent dépendre de ces dernières.

L'animal n'est rien moins qu'une machine sensible, qu'une sorte d'automate, comme le pensait Descartes. Buffon, en lui accordant le sentiment de son existence présente et quelque réminiscence du passé, s'arrêtait encore trop tôt. D'un autre côté, les auteurs qui, comme Condillac et Georges Leroy, voyaient de l'intelligence dans tous les actes de l'animal, tombaient dans une autre exagération. L'erreur provenait de part et d'autre de ce qu'on n'avait pas suffisamment analysé l'activité animale et de ce qu'on n'avait pas su y distinguer deux ordres de faits très-différents, les faits instinctifs et les faits intellectuels.

Quand l'animal, avant toute expérience, sans éducation spéciale, exécute des travaux qui témoignent plus ou moins de prévoyance, quand tous les individus et toutes les générations d'une même espèce font invariablement les mêmes choses et de la même manière, quand, les circonstances qui motivent ces actes venant à changer, la tendance à les accomplir n'en persiste pas moins, quand le castor dépaysé, séparé de ses semblables, mis à couvert de la mauvaise saison et bien nourri, essaie encore de tailler du bois et se prépare à bâtir, quand le chien domestique enterre les restes de son repas, je reconnais là des impulsions à la fois providentielles et irréfléchies, des déterminations instinctives. Éveillé par une sensation ou par un besoin, l'instinct se présente à l'observateur avec les caractères d'une sorte d'intuition simple, qui met l'activité de l'animal en rapport avec des circonstances spéciales. L'araignée lui doit l'art de tendre ses fils et de tisser ses toiles; il dirige les constructions des abeilles et des fourmis, porte l'oiseau à émigrer, et lui apprend à construire un nid, préside aux mœurs caractéristiques de chaque espèce.

Mais à mesure que l'animal se meut dans une sphère plus large, en présence de circonstances plus variables, il a besoin, pour coordonner son activité aux faits imprévus, d'une vue plus étendue que celle de l'instinct et qui laisse plus de champ à la spontanéité; il lui faut de l'intelligence. L'intelligence pourvoit au présent, comme l'instinct à l'avenir. Elle suppose l'expérience, le souvenir, et tout le monde a pu se convaincre, en voyant nos animaux domestiques, qu'ils se souviennent et qu'ils mettent à profit leur expérience. Le chien qui bondit de joie en voyant son maître prendre son fusil, que fait-il sinon un acte d'intelligence? s'il le voit le fouet à la main, témoigne-t-il la même joie? Pour qui sait observer les animaux, la question de leur intelligence est hors de cause. Capable de souvenir et par conséquent d'expérience, l'animal sait associer une réminiscence à une perception actuelle, il saisit la relation de dépendance de deux faits qu'il a vu se succéder, il va plus loin encore ; par un premier degré de généralisation, il s'élève des faits identiques aux faits analogues, et le cas accidentel lui dénonce le cas général ; puis il imagine, il combine des moyens en vue d'un but, il agit en connaissance de cause. L'intelligence ne supplée pas seulement à l'insuffisance des instincts en présence de situations nouvelles, mais elle tend à les remplacer ; son rôle grandit, tandis que celui des instincts diminue dans les animaux supérieurs. De là la possibilité et le plus ou moins de facilité de leur éducation. Celle-ci s'arrête cependant de bonne heure et ne va pas très-loin, donnée par les parents à leurs petits ; mais l'homme, en élevant à lui le but de la vie animale, donne à celle-ci de nouveaux développements, la sortant enfin de ce cercle en quelque sorte vicieux, qui fait aboutir l'intelligence à mieux assurer la conservation de l'individu et de l'espèce. Ce fait nous indique les tendances et la vraie signification de la vie animale. Du reste, nous verrons ailleurs à quelles limites s'arrête l'intelligence dans le règne qui nous occupe.

Les tendances dont je viens de parler se montrent encore dans un autre ordre de faits qui, chez l'animal supérieur, viennent s'associer aux opérations intellectuelles. A l'instinct se rattachent seulement des appétits, l'intelligence suppose des sentiments. L'animal intelligent est capable d'aimer et de haïr, il l'est dans la mesure de son intelligence, et c'est l'homme par conséquent qui imprimera le plus noble élan aux affections de l'animal en les rendant désintéressées.

Enfin, intelligent et sensible, l'animal est déterminé à l'action par des préférences précédées d'un choix ; ses sympathies peuvent être motivées, et sa spontanéité s'affranchit par cela même des entraînements purement instinctifs, surtout si l'homme intervient ici comme éducateur et comme but.

Voilà l'animal déterminé à l'action. Pour réaliser celle-ci, il imprime avec la rapidité de l'éclair une incitation spéciale à ses organes locomoteurs. Des centres nerveux, siége des opérations précédentes et de cette incitation, nous sommes ramenés par les cordons porteurs de celle-ci à un appareil qui occupe toute la partie de l'organisme animal placée immédiatement sous la peau, appareil qui se confond parfois avec cette dernière membrane, qui s'y rattache en tout cas, et fait originairement partie de l'enveloppe générale. Destiné à établir les relations actives de l'animal avec le monde extérieur, l'appareil de la locomotion décide des formes de l'organisme, quant à leur ensemble et à la plupart de leurs détails : que le corps soit rayonné ou bilatéral, d'une seule venue ou articulé, réduit au tronc ou muni d'appendices; que ceux-ci aient telle ou telle forme, c'est la locomotion qui y est la première intéressée, et son appareil qui réclame la part la plus importante de ces modifications. Nous avons vu qu'une fibre particulière, douée de contractilité, est l'élément essentiel des organes locomoteurs, et que cette fibre compose au-dessous de la peau des couches qui se partagent les principales directions du mouvement. Ce partage est porté à son dernier terme de spécialité par la subdivision de chaque couche en faisceaux, destinés à produire des mouvements particuliers.

C'est ici un perfectionnement qui en réclame d'autres : quand les couches charnues se subdivisent, c'est pour produire des mouvements partiels et précis, et dans ce cas il faut aux faisceaux particuliers, aux muscles, des points d'appui et des parties spéciales à mouvoir. C'est alors que nous voyons s'ajouter à la partie essentielle et active de l'appareil locomoteur, une partie auxiliaire et passive, un squelette. Ce squelette est d'abord fourni par la peau, et c'est tout particulièrement le cas des premières classes des animaux articulés, notamment des crustacés et des insectes. Mais il permet une locomotion plus énergique, lorsque, laissant la peau à ses fonctions naturelles et à sa souplesse, le squelette se forme au centre des couches locomotrices et se place directement sous leur puissance. Il commence par entourer les grands centres nerveux de cette série de pièces qu'on nomme des vertèbres, puis il étend sur les deux côtés de l'axe vertébral les appendices qui en avant forment la face et complètent la tête, ceux qui plus loin constituent les côtes et soutiennent les parois cavitaires du tronc, ceux enfin qui forment les membres proprement dits, avec tous ces modes de terminaison qui en font tour à tour des nageoires, des ailes, des organes marcheurs ou des organes préhenseurs. Cet aperçu doit nous suffire pour concevoir la puissance et la variété de cette activité spontanée dont jouit l'animal, tantôt dans un milieu aquatique, tantôt en pleine atmosphère, ou bien sur le sol auquel il s'appuie, se transportant d'un lieu à un autre, poursuivant l'objet de ses désirs, fuyant le danger qui le menace, pourvoyant à tous ses besoins.

Si, de cette vie supérieure qui commence par la sensation, et qui réagit au dehors par le mouvement, nous descendons à cet autre ordre de fonctions qui nous rappelle et qui semble devoir reproduire dans l'animal la vie de la plante, nous nous trouvons encore bien loin de celle-ci. Tout, jusqu'à la nutrition, porte ici le cachet de l'animalité.

Émancipé du sol, l'animal ne se nourrit que de

matières organiques, et sa vie n'a pas pour but la multiplication, l'entassement de ces matières ; ce rôle est celui de la végétation. La nutrition animale est une nutrition d'entretien, de développement, une nutrition modificatrice, première manifestation d'une force qui se prépare ainsi les conditions organiques d'une activité plus élevée.

Ici toutes les expansions nourricières de l'être vivant se retirent du sol pour rentrer dans l'organisme, et pour y constituer non-seulement des surfaces absorbantes, mais ce grand appareil d'élaboration alimentaire qu'on nomme l'appareil de la digestion, et dans lequel nous retrouvons, quoique très-modifiés, tous les éléments de l'enveloppe générale, une peau sous le nom de membrane muqueuse, et des plans de fibres contractiles.

Les aliments dont l'animal se nourrit sont saisis par les organes locomoteurs, divisés et plus ou moins ramollis, puis soumis à des sucs qui agissent sur leur nature chimique, absorbés enfin après cette élaboration, en laissant un résidu dans lequel les liquides élaborateurs entrent pour une bonne part, et qui bientôt est rejeté. Cette série d'opérations suppose un concours de dispositions organiques spéciales : des organes préhenseurs et des agents de division mécanique, des organes pour la sécrétion des liquides qui doivent dissoudre ou modifier les substances alibiles, des surfaces absorbantes, des couches de fibres contractiles pour faire cheminer les matières soumises à ces divers actes; sans parler des différences de formes que prendront les régions successives de l'appareil, tour à tour resserrées en canaux ou élargies selon que les aliments devront les traverser ou s'y accumuler. Mais que l'appareil soit simple, comme dans les animaux inférieurs, ou qu'il se complique plus ou moins, il présente toujours ces mêmes traits essentiels d'organisation et d'activité, qu'il doit me suffire de rappeler en ce moment pour caractériser les premières opérations de la nutrition animale.

Absorbée par les parois intestinales, et introduite dans les tissus de l'animal, la matière alimentaire a de nouvelles modifications à subir, et elle les subit à mesure qu'elle s'avance vers le centre de l'organisme.

Cette fois ce n'est plus une séve chargée d'éléments inorganiques, qui, s'aidant des forces physiques, chemine lentement dans les voies irrégulières et capillaires que laissent entre elles des cellules élaboratrices; c'est un liquide qui porte déjà le sceau de la vie et de l'organisation, et qui trouve devant lui des voies toutes formées dans les intervalles des organes et de leurs divers éléments de texture. Puis ce tribut de l'alimentation vient enrichir un fluide nourricier qui parcourt incessamment l'organisme en deux sens inverses. Jeté par les contractions d'un muscle creux dans un système de canaux ramifiés qui le distribuent en se divisant à tous les organes, ce fluide revient de ceux-ci à son point de départ, circulant ainsi d'un centre d'impulsion à la périphérie, et de la périphérie au centre, passant du cœur dans les artères, qui le portent dans l'organisme entier, et revenant au cœur par les veines. Ce qu'il y a ici de constant, d'essentiel, ce n'est pas la présence des canaux artériels et veineux qui régularisent le cours du sang; c'est le double mouvement de ce liquide sous l'action du cœur, d'une force de vie et non plus d'une force physique; c'est ensuite le double échange qui se fait entre la partie liquide et la partie solide de l'organisme, dans l'intimité des tissus vivants, et les modifications réciproques qui en résultent pour le sang et pour les organes, à la fois nourris, renouvelés et ranimés par cet échange, tandis que le liquide nourricier s'y altère, et par les pertes qu'il subit, et par les matériaux qu'il emporte. La nutrition animale est tout entière dans cet échange, dans ce renouvellement continuel des éléments organiques.

Le sang répare ses pertes par l'alimentation; il élimine sa surcharge par des sécrétions dépuratrices et par la respiration, fonction toute animale, trop longtemps comparée à celle qui appartient aux feuilles dans les plantes. Les plantes, comme les animaux, font, en effet, des échanges avec l'atmosphère, mais le but de ces échanges ne diffère pas moins que les matériaux qui en sont l'objet. Les végétaux, par leurs parties vertes et sous l'influence de la lumière, puisent dans l'air de l'acide carbonique; ils gardent le carbone et rendent l'oxygène à l'atmosphère; c'est-à-dire qu'ils gardent et fixent dans leurs tissus un des éléments qui concourent à la composition de ceux-ci. Leur prétendue respiration est donc un acte de nutrition. Les animaux, au contraire, empruntent à l'atmosphère de l'oxygène, et lui cèdent de l'acide carbonique, c'est-à-dire du carbone uni à de l'oxygène. On peut considérer l'oxygène qu'ils respirent comme servant à entraîner, en le brûlant, en s'unissant à lui, le carbone de l'acide exhalé. Par conséquent, la respiration animale, loin d'être un acte de nutrition, est une sorte de dépuration, qui, enlevant au sang un excès de carbone, lui rend ses qualités vivifiantes, en même temps qu'elle élève la température de l'organisme proportionnellement à l'activité de cette fonction. Les plantes et les animaux, par leur action inverse sur l'atmosphère, se rendent un mutuel service, chacun des règnes donnant au milieu aérien l'élément que l'autre réclame. Quant à l'appareil de la respiration, il consiste en une membrane absorbante baignée ou abreuvée d'une part par le sang, en rapport de l'autre avec le milieu qui doit lui fournir de l'oxygène et se charger de l'acide carbonique exhalé. Ce sera ou une branchie, c'est-à-dire une expansion tégumentaire plus ou moins divisée, s'il s'agit d'un animal qui doit respirer dans l'eau, ou un système de rentrées, de cavités en communication avec l'extérieur, des trachées ou des poumons, si l'animal est aérien. Dans ce dernier cas, et souvent aussi dans le premier, l'appareil locomoteur fournit des parties auxiliaires à la respiration pour faire arriver le fluide respirable à la surface qui doit faire échange de matériaux avec lui. A son tour, la respiration exerce une influence très-prononcée sur l'activité de la locomotion, et les animaux dont elle élève le plus la température sont aussi ceux dont les muscles ont le plus d'énergie, dont les sens sont le plus éveillés, et toutes choses égales d'ailleurs, l'ensemble de la vie porté à sa plus haute puissance.

Parmi les fonctions de l'économie animale, il en est encore une qui, malgré les analogies qu'elle présente dans les deux règnes, se distingue dans celui qui nous occupe par quelques traits assez significatifs ; je veux parler de la reproduction.

La génération proprement dite, la génération par des ovules fécondés, se montre déjà chez les animaux inférieurs à côté de la faculté que possèdent ceux-ci de se reproduire par division et par des germes simples; et non-seulement le premier, le plus spécial de ces modes de propagation de l'espèce, existe généralement dans toute la série animale, mais ce qui, pour les végétaux, est l'exception, le partage des organes reproducteurs entre deux sortes d'individus, devient la règle chez les animaux. Ce dernier fait, qui, comme toute spécialisation, est un progrès, reçoit une nouvelle signification de la spontanéité d'action qui signale les relations des êtres animés. L'attrait qui rapproche les deux sexes fonde ici un commencement de vie sociale, ou du moins y contribue pour beaucoup; ce qui n'est pas moins significatif, ce sont les soins que les parents prennent souvent de leur progéniture; pour certaines espèces, ces soins se bornent à placer les œufs dans les conditions les plus favorables, à mettre les petits qui en sortiront à portée de la nourriture qui leur convient le mieux; pour les classes supérieures du règne, il s'agit d'une véritable éducation qui continue jusqu'au moment où les forces des jeunes leur rendent inutiles les secours de leur mère.

La nature de l'animal, bien différente en cela de celle de la plante, est susceptible de gradation, de développement. Il y a place pour de nombreux échelons entre la première trace d'irritabilité qui se traduit aussitôt par des mouvements, et cette sensibilité diversifiée qui entre en action à l'occasion d'une excitation du dehors, et qui, avant de provoquer la contraction d'un muscle, suscite des perceptions, des réminiscences, des associations d'idées, éveille des affections, à la suite desquelles viennent enfin un choix, une préférence, une détermination, et l'acte qui en est la conséquence. Cette gradation, réalisée par la multitude des espèces animales, met une si grande distance entre les premières et les dernières de celles-ci, qu'il est permis de se demander ce qu'il y a de commun entre elles, ce qui rallie ces espèces en un même système, comment il se peut que le zoophyte et le mammifère appartiennent au même règne? Ce qui fait l'unité du système, ce qui permet de comprendre cette longue série de termes divers sous le nom d'animalité, c'est que si les facultés grandissent, le but de l'activité demeure le même : ce but, c'est la conservation de l'individu, et celle de l'espèce. Aucun animal, livré à son impulsion naturelle, ne va au delà des besoins qui intéressent son bien-être, son existence, et la propagation de sa race. Le polype dérobe ses bras, puis son corps, à l'ennemi que lui dénonce son obscure sensibilité tactile; ou bien il s'épanouit dans l'eau qu'il habite, cherchant à saisir une proie au passage. Placé au sommet de l'échelle, le mammifère fait-il autre chose que de se défendre contre ses ennemis, de chercher sa nourriture, de perpétuer son espèce? Il déploie sans doute dans tout cela des ressources bien supérieures à celles du polype ; il ne se borne pas à produire de nouvelles générations, il pourvoit à leurs premiers besoins. La vie animale s'élargit, s'élève même; mais change-t-elle de caractère? Non, car elle demeure identique par ses résultats.

Envisagé dans le caractère général du développement qu'il représente, le règne animal s'élève dans la direction de l'homme ; mais le plan suivant lequel s'accomplit cette progression n'est pas celui qu'exige la logique des théories qui veulent que la nature soit en voie d'évolution spontanée, et marche par nuances d'une forme à une autre. Au lieu d'une série de termes posés sur une même ligne et se servant de transition, au lieu d'une chaîne continue, le règne animal nous offre des espèces inégalement espacées et distribuées en séries partielles, petits groupes qui en forment à leur tour de plus généraux, et nous atteignons ainsi de grandes séries représentant autant de types de premier ordre. Or le progrès se réalise d'abord de type en type ; puis, pour chaque type principal, de classe en classe; et c'est ainsi que l'animal vertébré, construit sur un plan très-supérieur à celui de l'insecte, progresse à son tour des poissons aux amphibiens, de ceux-ci aux reptiles, des reptiles aux oiseaux, et des oiseaux aux mammifères, lesquels à leur tour réalisent, dans la série de leurs ordres, un véritable progrès. C'est en vain qu'on voudrait essayer de rattacher sérialement le dernier des poissons aux premiers insectes, le dernier des mammifères aux oiseaux du premier ordre; tandis que de type à type, de classe à classe, et d'ordre à ordre, en un mot, entre les éléments d'une même série, nous reconnaissons les termes successifs d'une même progression.

Nous aurons besoin de nous souvenir de ces faits, lorsque la question des races humaines ramènera pour nous celle de l'espèce et de son origine. Bornons-nous en ce moment à ajouter que, dans l'étude du plan de la diversité des espèces animales, il faut tenir compte non-seulement des caractères qui appartiennent au développement du règne, mais encore de ceux qui, plus accidentels en apparence, harmonisent l'organisation avec certaines conditions de séjour ou de régime, et permettent ainsi la diffusion des animaux sur toutes les parties habitables du globe. C'est ainsi que, dans le sein d'une même classe, nous rencontrons des habitants de la mer, les cétacés, et des habitants de l'air, les chauve-souris, réunis à des espèces terrestres, dont les unes vivent sur le sol et d'autres sur les arbres. En dehors même de ces modifications, nous voyons, par la distribution géographique des animaux, que le cosmopolitisme du règne se réalise par un certain nombre de centres de population qui donnent aux espèces d'un même groupe des patries différentes, autre fait qui se représentera à notre appréciation à propos de la diversité du genre humain.

Pour qui veut écouter le langage de l'expérience plutôt que le besoin de reposer son esprit dans l'unité d'un fait général qui absorbe toute diversité ; pour qui préfère une notion positive à une vague aspiration, une vue directe des choses au mirage des perspectives lointaines, enfin une science positive et prudente aux spéculations de l'idéalisme, la nature se présente comme une construction harmonique, non comme une chaîne, non comme une série de manifestations successives et procédant les unes des autres, non comme l'évolution spontanée et progressive d'un fait principe, non comme la détermination diversifiée d'une première existence indéterminée, non comme la forme visible d'un Dieu à la fois substance, cause et phénomène. Les éléments divers qui composent le monde sont, dis-je, les uns à l'égard des autres, dans un rapport d'harmonie physiologique, et rien n'autorise, tout éloigne, au contraire, l'hypothèse de leur relation généalogique. De l'empire inorganique au plus simple des corps organisés, il y a une distance que rien ne remplit; la nature physique et la nature vivante sont deux assises superposées, et non des termes consécutifs dont le premier engendrerait le second. L'animal n'est pas non plus un produit perfectionné de la vie végétale. Enfin les espèces des deux règnes organiques montrent, à la manière dont elle se groupent et se conservent, qu'elles ne procèdent pas les unes des autres. Indépendants par leur origine, placés par leurs caractères à des distances inégales, mais rattachés les uns aux autres par la communauté d'un même fond matériel et de quelques propriétés générales, les règnes de la nature sont les étages successifs d'un édifice; cet édifice nous dénonce un architecte suprême, créateur et ordonnateur tout à la fois, qui a mis partout le cachet d'une pensée providentielle; il a procédé, dans ses actes de création, des conditions générales de l'existence matérielle à des conditions de structure de plus en plus spéciales, d'une activité universelle, simple, nécessaire, et réglée avec la dernière rigueur, à une vie de plus en plus spontanée. Mais cette œuvre ne s'est point élevée jusqu'à la vie animale pour s'y arrêter; elle tend à un terme supérieur, et le moment est venu de nous en occuper. L'homme va poser maintenant devant nous, entouré des éléments de comparaison que nous venons de réunir pour comprendre ses caractères, pour mesurer sa supériorité, pour lui assigner sa place et son rôle; par lui, nous achèverons de comprendre la nature, et nous pourrons donner une formule complète du système de création dont il est le couronnement.

CARACTÉRISTIQUE DE L'HOMME.

PREMIÈRE PARTIE.

CARACTÈRES DE L'HOMME,

MESURE DE SA SUPÉRIORITÉ, SA PLACE ET SON RÔLE
DANS LE SYSTÈME DE LA NATURE.

CHAPITRE Ier.

Caractères psychologiques.

Pour qui s'en tient aux analogies des formes et de l'organisation, l'homme est le premier des mammifères, le premier des animaux à vertèbres, le premier terme de la série animale. A ce point de vue, l'hésitation ne semble possible que sur la question de savoir quelle distance sépare ce premier échelon du suivant. Pour Linné, l'homme représentait seulement un genre, et ce genre se rattachait de très-près à celui des singes; pour G. Cuvier, la séparation était plus grande, et tandis que les singes et quelques groupes voisins composaient l'ordre des quadrumanes, le genre *homme* formait à lui seul l'ordre des bimanes.

Mais les analogies d'organisation suffisent-elles pour faire de l'homme un animal, et rien de plus?

Je ne le pense pas. Pour que l'homme ne fût décidément que le premier des animaux vertébrés mammifères, il faudrait encore que ce qu'il y a de plus significatif dans la nature, sa vie psychologique, ne fût qu'un simple développement de la vie supérieure de l'animal. Or nous allons voir que la psychologie humaine porte des caractères tout à fait spéciaux qui sortent l'homme des cadres de l'animalité.

Rappelons d'abord à quelle limite, par conséquent à quel caractère définitif, s'arrêtent les facultés les plus éminentes de l'animal.

Nous avons constaté chez lui des facultés intellectuelles qui viennent prendre place au-dessus des instincts, sans jamais les remplacer complétement. Nous lui avons également reconnu des affections moins inférieures que les appétits, moins élémentaires que les sensations.

Quant à l'entendement, l'animal ne va pas au delà de quelques opérations fort simples sur les idées qui procèdent de la sensation, soit directement, soit par voie de réminiscence. C'est de l'intelligence et rien de plus, de l'intelligence à la mesure d'une très-petite sphère d'activité, et dans laquelle il n'entre que des notions fournies par l'expérience; c'est un travail de perception, de jugement immédiat et instantané, et d'imagination, qui n'a d'autre but que de coordonner les actes aux circonstances présentes, les instincts demeurant chargés de l'avenir. Ce but atteint, le sentiment du besoin n'existant plus, l'intelligence se repose, ou bien elle change d'objet si de nouvelles circonstances l'y provoquent. Encore une fois, elle ne sort pas du cercle des faits actuels et de l'intérêt du moment.

Les affections de l'animal sont nécessairement proportionnées à son entendement. Le plus haut degré de développement, qu'elles atteignent se trouve dans ces sentiments de reconnaissance, d'attachement et de dévouement, que nous offrent quelques animaux domestiques et quelques individus apprivoisés des espèces sauvages. Dans ces exemples, l'homme devient l'objet suprême des affections de l'animal, il en recueille les plus heureux résultats. Mais, en s'arrêtant à l'homme, comme en se portant sur d'autres êtres, ces affections n'en demeurent pas moins de simples entraînements sympathiques, éclairés et dirigés par un petit nombre de notions expérimentales, et nous ne pouvons voir dans les sentiments les plus désintéressés de l'animal que les conditions d'une sociabilité stationnaire, par conséquent quelque chose qui se confond avec les impulsions instinctives. Il n'y a rien là qui n'intéresse immédiatement ou l'individu ou l'espèce, ou l'homme quand il sait prendre sur l'animal l'empire qui lui appartient; il n'y a rien qui dépasse le domaine des perceptions.

Une préférence motivée peut décider l'action extérieure de l'animal; c'est un progrès sans doute vers la liberté, mais il s'en faut de beaucoup que ce soit la liberté elle-même; car, la préférence une fois motivée, c'est-à-dire déterminée par l'expérience, la spontanéité de l'animal est entraînée à l'action. Cette spontanéité, esclave de l'expérience, quand elle ne l'est pas de l'instinct, ne mérite pas encore le nom de volonté, car le monde extérieur, la circonstance présente, le besoin que suscite celle-ci, s'imposent encore irrésistiblement à l'être animé.

Si quelque autre ordre de faits était nécessaire pour achever de caractériser le plus haut développement de l'activité psychologique des animaux, je le trouverais dans les signes expressifs qu'ils donnent à leurs idées et à leurs sentiments. Ces signes sont ou muets ou sonores. P. Huber, voyant les fourmis, dans leurs allées et venues, se toucher de leurs antennes et changer souvent leur direction première, après avoir reçu ou donné cette espèce de signal, prêtait à ces insectes un langage mimique très-varié. Ce qui est plus généralement connu, c'est que le chien exprime sa joie en agitant sa queue, sa tristesse en la plaçant entre ses jambes, sa colère par des contractions des muscles releveurs des narines et des lèvres; c'est que le cheval dresse ou abaisse ses oreilles, ouvre ses naseaux, relève sa lèvre supérieure, frappe du pied, selon les sentiments qui le dominent. Les singes ont des grimaces de bonne et de mauvaise humeur; leurs paupières et leur bouche jouent sous ce rapport un rôle assez connu. Et quant aux sons expressifs, je rappellerai la manière dont les oiseaux varient et modulent leur voix, tour à tour chanteuse ou criarde dans la même espèce, selon qu'elle appelle, avertit, témoigne de l'effroi ou devient l'interprète du bien-être et de la joie. Qui ne sait combien le chien domestique modifie aussi la sienne à la chasse, à la maison, dans le contentement ou la mauvaise humeur, dans la colère, dans la douleur d'un châtiment? Qui n'a entendu le chat, au temps de ses amours sauvages, et le même animal implorant sa nourriture? Mais, en dernière analyse, que disent et que peuvent dire les animaux soit à leurs semblables, soit aux autres êtres? Que peuvent exprimer quelques gestes, quelques jeux de physionomie très-limités, enfin quelques éclats de voix et quelques intonations, si peu nombreux pour chaque espèce, et qui se rattachent à un petit nombre de circonstances bientôt connues? Tous ces signes sont les interprètes de l'état affectif de l'animal, bien plus que de ses idées; ce sont des exclamations plutôt que des paroles. Il n'y a rien là, quoi qu'on en ait dit, qui mérite le nom de langage ; ce serait, en tout cas, une langue tellement simple, qu'elle n'aurait pas besoin d'être apprise, et ce fait seul, que tout animal naît avec l'intelligence et la pratique des signes expressifs de son espèce, suffirait pour prouver que ces signes sont ceux des sentiments, non des notions intellectuelles (1). Or, si l'animal n'a pas de langue pour ses idées, combien celles-ci ne sont-elles pas imparfaites et fugitives ! Ne pouvant transmettre son expérience à ses descendants, l'espèce en reste toujours au même point, les individus seuls acquièrent quelque connaissance dans les limites de leurs besoins ou de l'éducation qui leur est donnée pour les façonner à notre usage.

Voyons maintenant ce que nous observons chez l'homme, d'abord sous le triple rapport de la faculté de connaître, des sentiments et des déterminations volontaires, puis sous celui des signes expressifs, et de leur influence sur les sociétés humaines.

L'intuition instinctive n'apparaît que momentanément dans la vie de l'homme, et dans une de ses manifestations les moins remarquables. En effet, l'impulsion qui porte l'enfant nouveau-né, comme les petits des mammifères, à chercher et

---

(1) Ajoutez que les deux sexes ne sont pas toujours également partagés à cet égard, comme nous le voyons chez les oiseaux.

à saisir le sein maternel, mérite à peine le nom d'instinct quand on la rapproche des merveilleuses industries de certains animaux. Pour trouver quelque chose de comparable au fait que je mentionne, il faut descendre jusqu'au polype, qui, étendant ses tentacules dans l'eau, comme pour chercher une proie, saisit le premier objet qu'il rencontre, et l'avale s'il peut l'amener à sa bouche.

Mais, si l'instinct s'efface et abdique dans la vie humaine, c'est que l'entendement est en mesure de pourvoir à l'avenir aussi bien qu'au présent.

L'entendement de l'homme est à la fois intelligence et raison ; c'est-à-dire qu'ici, aux premiers éléments de l'intelligence, aux perceptions sensoriales, viennent s'ajouter des notions d'un autre ordre, qui impriment à toute la psychologie un caractère nouveau, agrandissant l'horizon intellectuel, donnant essor aux facultés d'analyse et de synthèse, nous élevant des idées particulières et immédiates aux idées générales, des perceptions aux conceptions, de l'expérience à la science, et nous révélant au-dessus du monde physique le monde moral, au-dessus de la création, le créateur. Je veux parler de ces notions simples, absolues, universelles, qui surgissent en nous au premier contact des faits, et qui viennent éclairer d'en haut ce que l'expérience nous apporte d'en bas. Telles sont les notions de causalité, de finalité, de vérité, de justice, de bonté. Jamais les procédés de l'intelligence ne nous conduiraient à ces idées-là; il y a plus, celles-ci s'imposent à l'intelligence humaine. Ici l'âme se montre en activité sous un de ses modes les plus caractéristiques, la perception rationnelle et morale, et nous allons voir comment cette perception féconde l'intelligence proprement dite.

Nous lui devons d'abord deux notions importantes, qui ont beaucoup occupé la philosophie spéculative, mais qui prennent à nos yeux une valeur toute particulière, quand nous comparons l'homme à l'animal. Ces notions sont celles de l'espace et du temps.

L'espace, comme fait abstrait et indépendant de la matière , n'est connu que de l'homme ; nous ne lui concevons point de bornes, c'est l'étendue infinie. Cette notion conduit donc notre raison à la double idée du fini et de l'infini. L'étendue, étudiée en elle-même, nous offre un petit nombre de propriétés principales, objets d'une science exacte, la géométrie, dont les applications à l'astronomie, à la géographie, à la mécanique, ont exercé une influence inappréciable sur la civilisation.

Le temps n'existe pas pour l'animal, c'est-à-dire pour un être qui vit tout entier dans le moment présent; car ses réminiscences elles-mêmes, évoquées par l'intérêt actuel, s'effacent avec celui-ci et s'y absorbent sans donner le souvenir, c'est-à-dire la conscience de l'existence passée. L'homme, au contraire, porte en lui la notion du temps, comme passé, présent et avenir, cadre à trois compartiments où prend place toute idée relative aux modifications qui se succèdent en nous et hors de nous. Associant à la vue de cette succession la pleine conscience de nous-mêmes et de notre identité, nous pouvons sortir du présent et nous transporter dans le passé, reprendre chacun de nos souvenirs, ou anticiper sur une suite d'événements futurs. Maîtres, en quelque sorte, de toute notre existence, planant au-dessus d'elle, appréciant le solidarité des moments qui se succèdent, nous sommes mis en mesure de rendre cette solidarité heureuse ou malheureuse; et tandis que l'animal ne se soucie pas du moment futur, nous le devançons de nos désirs, de nos pensées, de nos espérances, et la notion du temps fait de nous des êtres d'avenir, avides d'immortalité. Enfin, lorsque de la notion du temps nous descendons à sa mesure par les moyens que nous offre la succession régulière de certains phénomènes, tels que les mouvements des astres, nous introduisons dans la vie des individus et des sociétés un élément qui concourt puissamment à la direction de leur activité. La division du jour et celle de l'année, réglant nos actes, en multiplie le nombre, en augmente la portée, coordonne les faits de l'histoire, et prépare l'avenir de l'espèce.

La notion de *causalité* ne nous permet pas de voir un fait sans, lui chercher une origine et un auteur. De là l'élan qui nous porte de la perception d'un phénomène à celle de sa cause; de là ce besoin de connaître qui s'éveille en nous en dehors de tout intérêt d'utilité, et qui, faisant appel à toutes nos facultés intellectuelles, leur fournit un sujet inépuisable d'exercice et de développement; de là enfin la notion rationnelle d'une cause des causes, d'une cause première, de Dieu.

A l'idée de causalité, j'ajoute celle de *finalité*. On a beaucoup disputé depuis Descartes sur ce qu'on a nommé, avec assez peu de bonheur, les causes finales. En théorie, on a soutenu et nié tour à tour qu'il fût raisonnable d'expliquer une intention providentielle du Créateur, par le rapport harmonique de deux faits, tels que la structure de l'œil et l'existence de la lumière. Buffon a écrit sur ce sujet des pages très-explicites, et il va sans dire que la philosophie panthéiste ne saurait, sans inconséquence, accepter ce genre d'explication, ni par conséquent la question à laquelle il doit répondre : *pourquoi* telle disposition, tel ordre de phénomènes ? Que dans l'application, on ait abusé du principe de finalité, soit en prêtant à Dieu des motifs imaginaires, soit en se contentant d'étudier la nature à ce point de vue, je n'en disconviens pas. Mais, que le principe lui-même soit faux, c'est autre chose; et ici je ne crains pas d'affirmer que si le principe est faux, il faut en accuser non ceux qui le proclament, mais la raison humaine, qui le trouve au nombre de ses notions universelles et innées. Si, comme nous l'avons vu, tout fait a pour nous une cause connue ou ignorée, tout fait aussi a un but; si nous posons irrésistiblement la question du comment, nous ne posons pas moins nécessairement celle du pourquoi, et les mêmes auteurs qui cherchent à nous prouver qu'il est absurde de raisonner sur la nature, comme sur une œuvre providentiellement ordonnée, s'oublient à chaque instant, et nous parlent, sans y prendre garde, des motifs de telle disposition. Buffon, historien des animaux, n'échappe pas plus à la notion essentiellement rationnelle et humaine de la finalité, que les philosophes dont il combat sur ce point les vues en s'autorisant de leurs écarts. Or ce principe, comme notion inhérente à notre entendement, non-seulement nous révèle dans la nature l'œuvre d'une cause intelligente, mais stimule puissamment notre besoin de connaître, nous engageant à étudier chaque ordre de faits dans ses rapports d'harmonie avec les autres.

Déjà les notions précédentes nous ouvrent des

perspectives sur le monde moral; celles du vrai, du juste, du bon, nous engagent décidément dans ce monde, où, affranchis de l'intérêt égoïste, nous élevons notre pensée jusqu'à cette cause des causes, à cet être infini qui domine de son existence éternelle l'espace et le temps, à cette intelligence souveraine qui a tout ordonné avec sagesse dans l'économie de l'univers, et qui personnalise la vérité, la justice et la bonté. En Dieu, les notions rationnelles trouvent leur objet, comme, dans la nature, les perceptions sensoriales avaient trouvé le leur, et l'homme, en possession des premières, devient un être religieux; telle est du moins la destination, tel est le caractère, que lui assignent les facultés de son entendement.

Avec ce caractère, avec la conscience d'une destination religieuse et d'une loi morale, l'homme ne saurait aimer comme aime l'animal; ses affections ont d'autres motifs, elles s'élèvent et se moralisent comme ses idées. Ce ne sont plus de simples mouvements de sympathie et d'antipathie, suscités par les aperceptions actuelles des sens et de l'intelligence. Le cœur de l'homme est affecté tour à tour par des souvenirs, par les faits actuels et par la prévision; il connaît seul le regret et l'espérance. Les notions morales, éclairant ses sympathies, lui procurent les nobles jouissances de l'amitié, de l'admiration, de l'adoration; il les retrouve encore, ces mêmes notions, dans le remords, dans l'indignation, dans le mépris. L'égoïsme et la passion, qui tendent à le subjuguer et à étouffer les inspirations désintéressées, n'y réussissent jamais complétement.

S'agit-il enfin de prendre une détermination, l'homme a le sentiment de sa liberté et de sa spontanéité, sentiment bien faible sans doute, et qui peut se réduire, après une suite de défaites, à une sourde protestation; mais sentiment réel et significatif, élément indestructible et caractérisque de la nature humaine, condition essentielle de la moralité. La spontanéité s'élève ici à la dignité d'une volonté consciente d'elle-même. Les principes supérieurs qui nous enseignent le droit absolu de Dieu, en même temps que les perfections qui doivent nous le faire aimer, nous affranchissent des sollicitations inférieures qui décident fatalement des actions de l'animal; ils nous appellent à une obéissance libre et volontaire. L'animal subit la loi qui lui est imposée, l'homme accepte ou refuse celle qui lui est proposée. Son obéissance l'ennoblit et glorifie son maître.

Nous avons vu à quoi se réduisent les signes expressifs dont les animaux font usage; nous avons vu combien ces signes sont peu nombreux, qu'ils expriment plus souvent des sentiments que des idées, enfin qu'ils sont donnés à chaque espèce par la nature et aussi peu variables que les instincts. L'homme, au contraire, a reçu sous ce rapport un don proportionné à toute sa psychologie, un don qui grandit et se modifie avec lui-même, qui participe de sa liberté et de sa perfectibilité tant individuelle que collective ; l'homme seul a un langage. Ce langage se compose de sons modulés, articulés, de mots qui ne sont pas donnés par la nature, car ils varient d'un peuple à l'autre, et se modifient dans la suite des générations ; puis ces mots dans leurs combinaisons composent des phrases d'une construction sinon arbitraire, du moins très-diversifiée, selon le génie des nations. Ces mots, ces phrases, nous permettent d'échanger jusqu'aux moindres nuances de nos idées et de nos sentiments. Pour l'esprit humain, non-seulement toute chose, tout être a son nom, mais il n'est pas d'attribut, pas d'acte, pas de mode et de manière d'être, pas de notion générale, pas de sensation, pas de sentiment qui n'ait le sien. Le mot est le corps de l'idée : non-seulement il l'exprime et sert à la transmettre, mais il commence par la déterminer, et la fixe dans la mémoire ; la pensée humaine la plus intime, la plus secrète, ne peut se passer de cette forme, celle-ci se passe mieux du son qui lui sert d'interprète. En effet, des signes muets peuvent remplacer la langue vocale, et l'écriture, qui la reproduit avec une parfaite fidélité, en étend les bienfaits et transmet l'héritage intellectuel d'une génération à une autre génération. Ainsi se propage et s'augmente le trésor des idées et des connaissances humaines, ainsi se réalise une immense solidarité, ainsi les sociétés qui se succèdent peuvent-elles imprimer à l'humanité un mouvement de progression et d'évolution, chacune d'elles apportant un élément nouveau au développement général et presque indéfini de l'espèce.

A quelle distance ne sommes-nous pas de la condition stationnaire des espèces animales! En comparant cette esquisse des traits caractéristiques de la psychologie humaine à celle des facultés les plus éminentes de l'animal, pouvons-nous hésiter encore à séparer l'humanité de l'animalité? A l'aide de quelle transition nous élèverions-nous de la faculté d'associer quelques perceptions sensoriales à l'intuition des vérités absolues; de la simple passion au sentiment moral, de la spontanéité irréfléchie à la volonté libre et responsable; d'une vie renfermée dans les étroites limites du moment actuel et des faits accessibles aux sens, à une vie qui cherche toujours l'avenir et franchit toutes les limites? Je trouve jusque dans l'irritabilité du polype les premiers éléments des aperceptions de l'intelligence animale; mais où voyons-nous, chez l'animal le plus élevé, les éléments de la raison, de la moralité, de la liberté? Évidemment l'homme ne saurait être le terme supérieur de la série des animaux; l'humanité se présente à nous par ses facultés, par sa sphère d'action, par sa destination, comme représentant à elle seule l'un des éléments généraux de la création, c'est-à-dire un règne, le règne définitif qui couronnera l'édifice. Parvenue à ce terme, auquel elle aspire dans sa gradation, la nature devient la condition première et l'instrument d'une activité libre, morale, religieuse; elle se trouve associée aux destinées d'un être créé à l'image de Dieu; car l'homme, héritier de ce magnifique patrimoine, ne dépasse l'animalité qu'après avoir emprunté ses formes générales et son organisation au règne qui le précède, au premier des types de ce règne, à la première des classes de ce type. Le chapitre suivant nous dira comment il s'est approprié et assimilé ces formes et cette organisation.

CHAPITRE II.

Caractères corporels.

Il est trop évident que le corps humain, par cela même qu'il emprunte ses formes et son organisation à la première classe du règne animal, ne saurait nous offrir des caractères aussi importants que ceux de l'activité psychologique. Une fois que la nature de l'homme est hors de cause, il nous importe peu que son organisation, en le rattachant aux mammifères, mette plus ou moins de distance entre cet être et les premiers singes. Ce qui nous intéresse dans les différences que nous rencontrons sous ce rapport entre nous et les animaux, c'est de voir par quel genre de modifications l'organisme du mammifère devient l'organisme de l'homme, c'est de constater l'harmonieux rapport de ces modifications avec leur but, c'est-à-dire avec le rôle du corps humain dans les conditions actuelles de la vie humaine. Du reste, il résulte de cette harmonie que, si la vie humaine est supérieure à la vie animale, les caractères corporels de l'homme porteront le cachet de cette supériorité.

De tous ces caractères, les plus importants sont nécessairement ceux que présentent les organes des premières fonctions physiologiques, c'est-à-dire le cerveau, les appareils des sens, et celui de la locomotion dans son ensemble et dans quelques détails qui se recommandent plus spécialement à notre attention.

Les centres nerveux, renfermés dans la tête, dans le crâne, et qu'on réunit sous la dénomination générale d'encéphale, appartiennent, comme on le sait, les uns aux divers modes de la sensation, les autres à l'incitation et à la régularisation des mouvements, d'autres enfin à ces fonctions à la fois intermédiaires et supérieures à la sensation et au mouvement, sous le nom de fonctions psychologiques. C'est à ces dernières qu'est dévolu le cerveau proprement dit, masse hémisphérique qui devient très-prédominante chez les animaux supérieurs, et surtout chez les mammifères, lesquels sont, à cet égard, bien au-dessus de tous les vertébrés ovipares. Cette masse est partagée, par une profonde scissure médiane, en deux portions, connues sous le nom d'hémisphères cérébraux. Chacun de ces hémisphères offre, à son tour, l'indice d'une subdivision transversale en trois lobes au plus, et ordinairement toute la surface de l'organe est parcourue par un plus ou moins grand nombre de sillons d'une profondeur variable, sinueux, et qui laissent entre eux des parties arrondies et saillantes, nommées circonvolutions. Ajoutons que les hémisphères, étudiés dans leur structure, nous offrent extérieurement une couche de matière nerveuse très-colorée, pulpeuse, et qui suit les sinuosités des circonvolutions, que plus profondément se trouve une masse blanche, plus ferme, offrant l'aspect d'un ensemble de fibres qui rayonnent vers tous les points de la circonférence des hémisphères et s'arrêtent à l'écorce pulpeuse. Celle-ci est considérée comme la partie essentiellement active de l'organe, et la substance fibreuse comme conductrice des incitations qui arrivent à la première ou qui en partent. Enfin chaque hémisphère est creusé d'une cavité ou ventricule à peu près de même forme que lui, et, d'un hémisphère à l'autre, s'étendent des fibres de ralliement qui forment entre autres la grande lame transverse, nommée le corps calleux. Ces détails suffiront pour l'intelligence de ce que nous avons à dire sur le développement qu'éprouve le cerveau, d'abord dans la série des mammifères, puis du premier de ceux-ci à l'homme. Avant de caractériser ce développement, je ferai une dernière remarque générale, c'est que ni l'anatomie comparée, ni l'analyse anatomique du cerveau humain, ne conduisent à considérer cet organe comme réunissant dans sa masse générale un grand nombre d'organes particuliers, ainsi que le prétendaient Gall et Spurzheim. Le cerveau est un; les modifications de sa surface, et notamment celles que déterminent les circonvolutions, n'ont rien de commun avec des subdivisions, et la base anatomique de la phrénologie est une hypothèse complétement ruinée aujourd'hui.

En parcourant la série des mammifères, nous voyons le cerveau s'acheminer vers les caractères qu'il offre dans l'espèce humaine ; malgré les oscillations qui semblent interrompre la continuité de ce progrès, celui-ci s'accomplit d'une manière graduée jusqu'aux premiers singes, aux orangs. Mais, pour passer de ces singes à l'homme, nous franchissons une distance considérable. Chez l'homme le moins favorisé sous ce rapport, les hémisphères cérébraux sont incomparablement plus volumineux que chez l'orang ou le chimpanzé. Non-seulement ils ont plus de longueur, tant absolue que relative, et couvrent entièrement et surabondamment en arrière une autre masse nerveuse, qu'on nomme le cervelet ; mais leur hauteur se montre hors de toute proportion avec celle du cerveau des singes supérieurs, et cette différence est surtout remarquable en avant, où elle produit cette élévation et cette belle courbe de la région frontale, qui sont un des traits caractéristiques de la tête de l'homme. Le développement relatif des trois lobes qui se succèdent d'avant en arrière, le volume des circonvolutions principales, le nombre des autres, l'étendue et l'épaisseur du corps calleux, l'abondance de l'écorce pulpeuse, ne mettent pas moins d'intervalle que les proportions générales entre l'organisation cérébrale de l'espèce humaine et celle des premiers mammifères, sans compter les nombreux détails que je ne puis mentionner dans cette esquisse.

Les différences qui caractérisent le cerveau de l'homme, c'est-à-dire le premier de nos organes, témoignent pour la plupart d'un développement hors de ligne. Ce résultat est important sans doute; mais il est bien incomplet, par cela seul, qu'ignorant en quoi consiste l'action cérébrale, nous ne pouvons apprécier la portée physiologique et psychologique des grandes différences organiques qui nous frappent ici.

Les organes des sens nous offrent, dans l'espèce humaine, un premier caractère d'une grande importance, ce qu'on me permettra d'appeler leur développement harmonique. Chez les animaux, il y a toujours quelque sens qui prédomine, tandis que d'autres s'effacent plus ou moins, et la supériorité d'un sens se lie constamment à une particularité de mœurs, semble commander l'activité extérieure. Ainsi l'odorat si merveilleux du chien et de quelques autres animaux carnassiers voue en quelque sorte leur vie à la chasse. L'œil de l'oiseau, avec sa puissante rétine, se rattache à la destination d'un animal aérien. Le cheval, le lièvre, la chauve-souris, en général les animaux nocturnes ou timides, sont doués d'une ouïe très-fine. D'un autre côté, si l'on en excepte les chauves-souris, les mammifères, avec leur peau ou très-velue ou très-épaisse, sont peu accessibles aux impressions tactiles générales, et il en est peu qui, par une disposition spéciale d'une partie du corps, soient en mesure d'exercer le toucher actif. Le goût lui-même ne paraît jamais être très-prononcé, et souvent l'épiderme de la langue acquiert une consistance cornée, qui met certainement obstacle à l'impression des substances sapides.

Aucun des sens de l'homme ne domine les autres, aucun d'eux ne demeure en arrière. Notre œil n'a pas une rétine aussi surabondante que celle de l'aigle; notre oreille n'offre ni des cavités aussi sonores, ni une conque acoustique aussi parfaite, que celles du lièvre et de plusieurs autres mammifères; nos fosses nasales n'ont pas le développement de celles du chien, ni nos narines, l'appareil glanduleux qui humecte continuellement celles de ce même carnassier; notre peau n'est ni aussi fine ni aussi impressionnable que celle des ailes de la chauve-souris. Mais chez nous tous ces organes atteignent à peu près le même degré de perfectionnement, et leur ensemble rachète ce qui peut manquer à chacun d'eux.

Remarquons, en second lieu, que l'avantage

naturel qui résulte pour l'animal de la perfection d'un de ses sens se réduit à rendre celui-ci plus impressionnable ; que le chien recueille ainsi les moindres émanations odorantes ; le lièvre, les bruits les plus légers ; que la chauve-souris sent les moindres différences de densité de l'atmosphère. Mais le chien ne cherche dans les odeurs, le lièvre dans les bruits, la chauve-souris dans le milieu qu'elle traverse, que des sensations propres à les renseigner, l'un sur la proie qu'il poursuit, l'autre sur les périls qui le menacent, le troisième sur le voisinage des corps que ses yeux ne lui permettent pas d'apercevoir à la nuit tombante. Éclaireurs d'une intelligence bornée, qui ne préside qu'à la satisfaction d'un petit nombre de besoins de l'ordre le moins élevé, les sens de l'animal sont affectés d'une manière simple. L'œil voit bien ce que l'animal a besoin de voir, une proie, un obstacle, une place à occuper, un ennemi à fuir. L'oreille entend et distingue bien ce que l'animal à besoin de discerner, un bruit, ou même des sons simples ou modulés, mais significatifs ; l'odorat donne un avertissement utile et sûr à l'égard d'un objet cherché, ou d'une nourriture dont l'animal veut savoir si elle lui convient ; le goût interroge aussi les seules qualités essentielles des aliments. Mais il n'est donné qu'à l'homme de demander à tous ses sens des services qui aillent au delà des besoins les plus immédiats. Les organes dont nous parlons, et dont il ne faut jamais séparer leurs centres de perception, servent chez nous d'autres besoins encore, ceux de nos facultés les plus éminentes, et même déjà une capacité de jouissance bien supérieure à celle de l'animal. Le goût nous est moins utile pour discerner les bonnes ou mauvaises qualités d'un aliment, que pour trouver un plaisir dans la satisfaction d'un besoin, ce qui nous conduit à ajouter par notre industrie aux dons de la nature. S'il y a là une tentation de sensualité, il y a aussi un bienfait de Dieu, et l'analyse des saveurs par un sens exercé est une sorte de chimie physiologique, qui contribue à nos connaissances sur la diversité de la matière ; on sait tout le parti que la chimie et l'art de guérir tirent de cette analyse. L'odorat s'associe souvent au goût, et ces deux sens nous donnent des impressions combinées, qui se complètent et se fortifient réciproquement. Il est probable que l'homme seul paraît rechercher ou fuir les odeurs pour le seul fait de la jouissance qu'elles lui procurent ou de la répugnance qu'elles lui inspirent, et tout le monde a fait l'expérience de leur influence sur notre imagination ; ce sont là des effets d'un autre ordre que ceux que nous observons chez les animaux.

Quant à la vue, l'homme a un premier avantage, dont il ne jouit cependant pas seul, c'est que ses yeux, au lieu d'être rejetés sur les côtés de la tête, d'avoir par conséquent deux directions opposées et de donner des images différentes, se dirigent en avant, regardent les mêmes objets, et reçoivent une même image, ce qui donne nécessairement plus d'unité à la sensation. Nous saisissons, dans un tableau d'ensemble, l'harmonie des formes et des couleurs ; de là encore des jouissances inconnues de l'animal. La vue n'est-elle pas d'ailleurs un des sens par lesquels nous acquérons le plus de notions sur le monde extérieur, lorsqu'employé avec la force d'attention dont nous sommes capables, il est dirigé dans ses investigations par une intelligence aussi infatigable que féconde ?

Chez l'homme, la vue trouve dans le toucher un précieux contrôle et au besoin un suppléant, grâce à la finesse que ce dernier sens acquiert à l'extrémité de nos doigts, et grâce surtout à la souplesse qui permet à ces organes de s'appliquer aux surfaces de formes diverses dont nous voulons connaître et l'étendue, et la configuration, et les autres caractères. L'importance du toucher actif se lie plus directement encore au rôle de la main humaine comme agent de notre industrie, et cette importance est telle, qu'un philosophe a été tenté d'attribuer à cette partie de notre corps toute notre supériorité intellectuelle, doctrine qui ne supporte pas d'ailleurs l'examen le plus superficiel.

Enfin l'ouïe établit entre nous et la nature, entre nous et nos semblables, des relations nombreuses et variées, proportionnées à notre supériorité psychologique. Ce ne sont pas seulement quelques différences d'intensité et de timbre, quelques tons principaux, que discerne notre oreille ; ce sont les moindres nuances d'intonation et de rhythme, et ces rapports des sons simultanés ou successifs d'où naissent les jouissances combinées de l'harmonie et de la mélodie ; de là ces sensations supérieures, tour à tour vives ou profondes, gaies ou sérieuses, qu'éveille en nous le premier des arts, celui que j'appellerais l'art social par excellence, si la parole n'avait pas aussi ses enchantements, si, comme la musique, elle ne savait pas aussi ravir à leurs préoccupations personnelles les membres d'une grande assemblée, pour confondre leurs âmes dans une commune émotion.

Ainsi les sens de l'homme, mieux équilibrés entre eux que ceux de l'animal, plus propres à donner des impressions nuancées, plus sensibles aux harmonies et aux discordances, moins exclusivement voués au service de la vie physiologique, plus modifiables par l'éducation, et enfin plus perfectibles par cela seul qu'ils sont les instruments d'une intelligence supérieure, réunissent dans leur apparente médiocrité organique les conditions les plus heureuses pour proportionner leurs fonctions aux exigences de nos facultés.

Les deux régions qui se partagent la tête, savoir le crâne et la face, se proportionnent au développement relatif des organes qui s'y trouvent placés. Dans les animaux, c'est la face qui prédomine. Les mâchoires, et souvent aussi les fosses nasales, se projettent chez eux au-devant du crâne dans une direction oblique ; ce dernier est rejeté en arrière, et sa ligne frontale n'est guère plus redressée que celle du museau, à laquelle elle fait suite. Il est rare d'ailleurs que la surface externe du crâne donne chez les mammifères une idée exacte du volume proportionnel du cerveau, cette surface offrant ordinairement des saillies osseuses auxquelles s'attachent quelques muscles, et qui relèvent plus ou moins ou le front ou le sommet de la tête. Chez l'homme, le crâne l'emporte beaucoup sur la face, sans offrir ni crêtes, ni saillies, ni masses musculaires, qui dissimulent sa forme réelle et les proportions, vraies du cerveau. renfermé dans cette boîte osseuse. Très-élevée et arrondie de toutes parts, celle-ci nous offre d'avant en arrière une ligne de faîte presque horizontale, qui se termine partout en se convertissant en courbes rapidement descendantes ; l'une d'elles, la courbe antérieure, dessine un front plus ou moins vertical, et le profil de la face la continue dans la même direction. Ainsi la face, réduite ici à des dimensions proportionnelles médiocres, vient s'abriter au-dessous de la moitié antérieure du crâne, qui la domine tout entière. C'est en quelque sorte exceptionnellement, par dégradation du type normal, et d'ailleurs dans une très-faible mesure, que, chez certaines races humaines, les mâchoires et les dents antérieures prennent une direction un peu oblique ; cette projection, ce prognatisme, pour me servir de l'expression reçue, ne rappelle que de bien loin la saillie faciale des singes, déjà bien moindre que celle de la plupart des autres mammifères.

Qu'est-ce que la face ? La partie de la tête dévolue aux organes des sens, et plus spécialement encore à ceux de ces organes placés en sentinelle à l'entrée des appareils de l'alimentation et de la respiration ? Qu'est-ce que le crâne ? La région cérébrale, la véritable tête de l'organisme. Ainsi, chez l'animal, c'est la face, l'élément inférieur, qui l'emporte et qui se place en avant ; tandis que, chez l'homme, l'élément supérieur domine l'autre par son étendue et sa position.

Mais, dans cet état de subordination, la figure humaine s'anoblit, ses formes gagnent à la réduction des traits qui étaient en saillie. Si le système osseux subit une diminution, il est aussi moins superficiel ; entre lui et la peau, s'interposent des parties molles qui arrondissent les traits, des muscles qui les mobilisent, et qui donnent au visage tantôt l'énergie de la passion, tantôt toutes les nuances du sentiment. Aucun animal ne possède un appareil musculaire facial qui approche de celui de l'homme, parce que l'animal n'en a que faire.

Parmi les traits de détail caractéristiques de la figure humaine, les plus remarquables sont la direction antérieure des yeux, que j'ai déjà mentionnée, la saillie du nez avec la position inférieure des narines, la médiocre ouverture de la bouche, et la forme de l'oreille externe. Celle-ci présente sans doute beaucoup d'analogie avec celle des singes ; mais chez tous ces animaux, en même temps que le lobule inférieur s'efface, la partie supérieure du pavillon, toujours déroulée, s'allonge plus ou moins. L'oreille humaine se caractérise au contraire par un lobule inférieur très-prononcé, et supérieurement par le rebord arrondi qu'on appelle l'hélix. Il est remarquable que celui-ci tend à se dérouler et que le lobule se raccourcit chez les races humaines les plus dégradées.

Tandis qu'en avant le crâne abrite la face, qu'il semble imposer à celle-ci la direction de la ligne frontale, et qu'il donne ainsi à l'angle facial ces belles proportions auxquelles la statuaire grecque a rendu hommage, même en les exagérant, la courbe occipitale ramène l'articulation de la tête avec la colonne vertébrale à une position tellement avancée, que, cette colonne étant placée verticalement, la tête se trouve posée en équilibre sur elle. Ainsi déjà les formes de celle-ci, et j'ajouterai la direction de la face, la position des yeux, l'ouverture des narines, l'articulation du crâne, nous annoncent la station verticale et bipède. Supposons, en effet, notre corps placé horizontalement, tout est contre-sens dans la direction des lignes céphaliques : le sommet du crâne devient la partie avancée, le front et la face sont en dessous, les yeux regardent directement le sol, les narines s'ouvrent en arrière. Nous allons voir d'ailleurs que toutes les dispositions du tronc et des membres concourent à nous donner cette attitude caractéristique qu'aucun animal ne partage réellement avec nous, car la position naturelle des premiers singes est toujours inclinée. Chez nous les courbures de la colonne vertébrale, la largeur de la poitrine, l'évasement du bassin, le grand écartement, les disproportions, et les formes des membres, les différences qui distinguent leurs extrémités, tout s'harmonise, comme nous allons le voir, pour redresser le corps, pour l'appuyer exclusivement sur les membres postérieurs, et dégager les antérieurs de la locomotion générale.

Et d'abord la colonne vertébrale décrit dans sa longueur une suite de courbes alternantes, parfaitement calculées pour maintenir vertical un axe auquel se rattachent en avant des masses organiques considérables, qui l'entraîneraient, sans cela, en dehors de son centre de gravité ; à la flexion antérieure du cou, qui complète l'équilibre de la tête, succède la courbure postérieure du dos, qui modère la saillie de la poitrine ; puis la colonne revient un peu en avant, pour soutenir plus directement les grandes masses viscérales, à l'endroit où elle s'articule elle-même avec la ceinture du membre qui porte le tronc.

Chez les quadrupèdes, la poitrine est étroite, mais elle gagne en saillie ce qu'elle perd en étalement ; car il importe à l'agilité de la course horizontale que les membres ne soient pas trop écartés d'un côté à l'autre. Chez l'homme, la poitrine s'élargit et s'avance médiocrement au-devant de la colonne vertébrale, ce qui est tout à la fois favorable à l'équilibre dont je parlais tout à l'heure, et aux fonctions spéciales des membres antérieurs, comme nous le verrons bientôt. Fortement attaché à une base de colonne qui s'est successivement élargie et qui s'atténuera depuis ce moment, le bassin offre, comme la poitrine, un diamètre transversal prédominant et une longueur médiocre, ce qui est encore l'inverse de ce que nous voyons chez les quadrupèdes et chez les singes. Ce bassin termine ainsi le tronc par deux hanches jetées en dehors, qui portent dans la station verticale la masse des organes abdominaux les plus mobiles. En même temps, les membres qui s'articulent ici, et qui doivent seuls porter le poids du corps, se trouvent assez écartés pour mettre entre eux tout l'effort de ce poids.

Ces mêmes membres complètent par leurs caractères particuliers les conditions de la station verticale. Ils débutent par un os fémoral assez long, dont la tête articulaire est portée sur un col qui descend obliquement en dehors avant de se réunir au corps de l'os, ajoutant encore à l'écartement des deux membres. A son autre extrémité, le fémur s'articule avec l'os principal de la jambe, le tibia, par une large surface, et de manière que la cuisse et la jambe aient au repos une même direction, et non cette demi-flexion imposée aux mêmes parties chez les quadrupèdes. Enfin les pieds, sur lesquels s'appuient verticalement et le corps et les membres qui lui font suite, se distinguent par un talon prononcé, un tarse ou cou-de-pied haut et cambré en dedans, un métatarse ou une plante large, et une série oblique ou décroissante d'orteils très-courts, tous placés sur le même plan ; ce sont là des extrémités à la fois flexibles et bien posées sur le sol, appropriées exclusivement à la station et à la marche, et bien différentes par conséquent des extrémités postérieures des singes, qui sont des mains longues, étroites, fléchies ; celles des orangs, en particulier, sont déjetées en dehors, de manière à ne toucher la terre que par leur bord externe. Les muscles les plus remarquables de nos membres inférieurs sont ceux qui, des parties postérieures du bassin, vont s'attacher au fémur comme extenseurs de la cuisse, puis ceux du mollet, qui s'attachent au talon par le tendon d'Achille, et agissent comme extenseurs du pied.

Quant au membre antérieur ou supérieur, la position naturelle de l'homme lui a fait quitter le sol et l'affranchit de ses fonctions locomotrices, pour le consacrer tout entier au service de l'intelligence. Nous avons déjà vu que la main qui termine ce membre est un organe de toucher actif ; elle est en même temps, et déjà par cette raison-là, un habile serviteur de la plus ingénieuse activité. Portée par un membre à la fois très-libre et appuyé à son origine sur une forte clavicule, ajoutant à la mobilité du bras celle d'un avant-bras non-seulement flexible sur le premier, mais qui tourne sur lui-même, flexible à son tour sur l'avant-bras, assouplie elle-même par le grand nombre des os qui la composent à sa naissance, large à la paume, divisée en cinq doigts qui ont à la fois des mouvements d'ensemble et des mouvements isolés, et dont le premier, le pouce, opposable aux quatre autres, est assez avancé et assez long pour se porter très-loin au devant d'eux, la main se meut en totalité dans des directions variées, et se prête par ses mouvements partiels à tous les actes d'exploration du toucher, au maniement des plus petits objets.

Les singes ont aussi des mains, et les orangs, les chimpanzés, les ont, comme nous, divisées en doigts assez longs, couvertes d'une peau souple, nerveuse, soutenue par une couche de tissus mous et un peu élastiques; ils ont l'extrémité des doigts protégée par des ongles plats, qui n'en couvrent que la face dorsale. Mais, chez ces singes comme chez les autres quadrumanes, ce sont les deux membres qui se terminent par des mains, et déjà ceci nous indique une autre destination de ces extrémités. Puis leurs mains antérieures, les seules que nous devions comparer aux nôtres, sont avant tout des organes de préhension conformés pour saisir des branches. La paume en est étroite, longue et un peu fléchie; le pouce est reculé; les doigts médiocres, incapables de se mouvoir séparément; en un mot, la main du singe est encore à une grande distance de celle de l'homme.

Les appareils des fonctions nutritives présentent chez nous peu de particularités d'une certaine importance; ils sont à plus grande distance de l'activité psychologique que ceux de la locomotion, et par conséquent moins directement harmonisés avec elle. Nous avons vu la nutrition s'animaliser; mais il serait difficile de dire qu'elle s'élève à une nouvelle puissance, et qu'elle prenne le signe d'une nouvelle dignité en entrant au service de l'homme. Cependant il ne faut pas méconnaître ici quelques faits assez caractéristiques. Ainsi, quant à l'alimentation, le système dentaire, l'estomac, les intestins, nous offrent chez l'homme, avec les conditions générales qui distinguent les mammifères supérieurs, des conditions plus particulières, qui indiquent la faculté d'user de diverses sortes d'aliments, faculté qui, toutes choses égales d'ailleurs, est un indice de supériorité, puisqu'elle annonce plus de liberté. L'homme a trois sortes de dents, comme les quadrumanes et les carnassiers, et il a de plus le même nombre de dents que les singes de l'ancien continent. Ses molaires sont, comme celles de ces mêmes singes, assez larges pour se rencontrer d'une mâchoire à l'autre, surface à surface; en même temps, elles sont surmontées de tubercules mousses. Avec de pareilles dents, on coupe difficilement des chairs résistantes, et on broie encore plus malaisément les herbes et les parties dures des plantes ; on écrase des fruits succulents ou charnus, ou même des noyaux et les amandes que ceux-ci renferment ; on semble réduit, en un mot, à se nourrir, comme font les singes, sur les grands arbres des régions équinoxiales. Il semble donc que, par son système dentaire, l'homme ne soit, comme le singe, que frugivore ; que son régime, par conséquent, soit déterminé et renfermé dans d'étroites limites, et qu'à moins d'habiter des pays où la fructification ne connaît pas de repos, nous devions mourir de faim pendant les longs hivers des pays qu'on nomme tempérés, à plus forte raison dans les hautes latitudes.

Mais ce qui nous rend, avec des ressources alimentaires plus nombreuses, la faculté de vivre partout, c'est le feu, dont l'homme seul connaît l'usage ; les peuples les plus sauvages savent produire et entretenir le feu, l'animal ne sait qu'en jouir quand il ne le redoute pas. Avec cet agent, tout homme supplée, dans les climats rigoureux, à la chaleur que lui refuse le soleil, pendant la nuit, à la lumière de cet astre, en tout temps et partout, à l'insuffisance de son régime naturel ; sans compter les services qu'il retire de ce puissant modificateur de la matière, pour mettre en œuvre et façonner celle-ci.

La respiration de l'homme est active, abondante, favorisée par le développement de la poitrine en largeur et en hauteur ; une différence remarquable existe sous ce rapport entre nous et les singes, qui nous avoisinent le plus.

Quant à la circulation, nous ne trouvons de digne d'être signalé que le calibre des artères qui se rendent au cerveau ; il est proportionné au volume de cet organe important. Ces vaisseaux, après avoir décrit quelques sinuosités, se distribuent au centre nerveux, sans subir de subdivision préalable propre à ralentir l'impulsion donnée au sang par le cœur. Or cette double circonstance d'une artère volumineuse et tardivement subdivisée ne pouvait s'accorder qu'avec une position verticale du tronc, position qui neutralise par la pesanteur le danger qui résulterait, pour un organe délicat, d'un jet de liquide lancé à courte distance.

Nous venons d'étudier l'homme dans l'ensemble de ses caractères essentiels, dans les traits qui, appartenant à la nature humaine, à toute l'humanité, séparent celle-ci de l'animalité. Nous avons vu que la mesure des différences est telle, que le genre humain forme à lui seul un règne; que, s'il se rapproche des premiers animaux par son organisation, son activité a un tout autre but et une autre portée que la leur; qu'enfin il imprime le cachet de sa supériorité à l'organisme qu'il emprunte.

Ce règne a, comme les autres, sa diversité, et le moment est venu de nous en enquérir.

DEUXIÈME PARTIE.

DIVERSITÉ DU RÈGNE HUMAIN.

CHAPITRE Ier.

Exposition du sujet ;

REVUE GÉNÉRALE DES TYPES DE VARIÉTÉ QUE PRÉSENTE LA POPULATION DU GLOBE.

Le règne humain, terme supérieur et définitif du système de création dont il fait partie, ne saurait, par cela même qu'il est supérieur et définitif, déployer une diversité aussi étendue que celle des règnes qui s'acheminent vers lui. Au sommet de la pyramide, c'est l'unité qui l'emporte. Toutefois, quand nous passons en revue les races qui composent ce règne, nous voyons se dessiner une grande variété de types dans les étroites limites des caractères qui, partout et toujours, appartiennent à l'homme. Commençons par rappeler et caractériser les principaux groupes qu'on a coutume de désigner sous le nom de races humaines; nous essayerons ensuite d'apprécier la valeur des différences qu'ils nous auront offertes.

10

Le naturaliste qui, ici comme ailleurs, voulant être exact et complet, cherche dans le genre humain ce qu'il trouve plus ou moins facilement dans ceux de la série zoologique, les éléments du *genre*, des éléments séparés par des limites précises, susceptibles d'être comptés et classés, rencontre la plus grande difficulté à distribuer la population du globe en groupes bien circonscrits et à déterminer le nombre de ces groupes. Cet embarras n'est que trop évident, quand on jette les yeux sur les diverses classifications anthropologiques qu'on a successivement proposées. Blumenbach compte cinq groupes sous les noms de *caucasique*, *mongol*, *éthiopien*, *malais* et *américain*. Prochaska retrouve ce nombre, mais en réunissant le mongol au caucasique sous le nom de *race blanche*, et en créant une *race indoue*. Lacépède ajoute un sixième groupe à ceux de Blumenbach, le *groupe hyperboréen*, dans lequel il fait entrer les populations les plus septentrionales des deux continents. G. Cuvier, au contraire, réduit à trois la liste des races types, et n'admet qu'à titre de dérivées les variétés malaise et américaine. Virey, revenant aux six races de Lacépède, croit, à son tour, pouvoir en former deux groupes, qu'il nomme des *espèces*. Ce dernier mot une fois prononcé, on vit Bory de Saint-Vincent admettre quinze espèces d'hommes, et Desmoulins en décrire seize, qui ne coïncident pas toutes avec celles de son prédécesseur. Enfin M. Prichard, pour qui tous les peuples du monde appartiennent à une seule espèce, se place à un point de vue essentiellement historique, cherche dans la tradition et dans la comparaison des langues la trace des affinités de races, et au lieu d'une détermination des types de variété, débute par l'histoire des trois familles ariane, sémite et égyptienne, pour passer ensuite aux peuples qui rayonnent en divers sens des régions habitées par ces familles.

Au milieu de ces divergences de méthodes et de résultats, ce que nous avons de mieux à faire en vue de la question que nous devons résoudre, question d'histoire naturelle avant tout, c'est de faire ressortir d'abord les types de variété les plus contrastants, de les caractériser, abstraction faite de toute considération d'origine, comme *types* et non comme *races*, ce qui est très-différent; de voir comment ils se modifient dans les diverses familles de peuples qui s'y rattachent, et de décrire enfin les types moins nettement dessinés qui s'éloignent plus ou moins des précédents.

Trois groupes typiques méritent d'être mis en première ligne, comme représentant les différences extrêmes des familles humaines ; ce sont ceux dont G. Cuvier a fait ses trois races principales, sous les noms de *race blanche* ou *caucasique* , de *race jaune* ou *mongolique*, et de *race nègre* ou *éthiopique*. Voyons quels caractères les distinguent, et quelles familles se rattachent à chacun d'eux.

I.

TYPE CAUCASIQUE.

Une tête à forme arrondie, dont la partie crânienne, assez régulièrement ovoïde, domine complétement la région faciale, celle-ci ne faisant saillie ni en avant, par la projection de la mâchoire, ni sur les côtés, par le developpement des pommettes ; un visage ovale, à traits médiocrement prononcés, et offrant, entre autres détails, des yeux horizontaux et plus ou moins largement découverts par les paupières, un nez plus saillant que large, une bouche petite ou médiocre, à lèvres généralement minces ; la barbe fournie ; les cheveux longs, fins droits ou bouclés, de couleur variable ; la peau d'un blanc rosé ou d'une teinte plus ou moins foncée, selon le climat, les habitudes, le tempérament : tels sont les caractères physiques de ce premier groupe. Ajoutez que c'est parmi les peuples de cette catégorie que nous rencontrons, depuis l'antiquité, la plus haute culture intellectuelle et morale, et aujourd'hui la civilisation la plus avancée et la plus progressive.

L'épithète de *caucasique* ou *caucasienne*,

donnée par Blumenbach et Cuvier à ce premier type, laisserait croire ou que c'est dans la chaîne du Caucase qu'il faut en chercher les exemplaires modèles, ou que cette région est la patrie primitive des nations de ce type. Il est certain que parmi les peuplades qui habitaient les deux versants du Caucase, il en est, telles que les Tcherkesses ou Circassiens au nord-ouest, et les Géorgiens au sud, qui sont renommées pour la régularité de leurs traits; il est peu de voyageurs qui n'aient confirmé ce que nous disent à ce sujet Pallas et Klaproth. Mais on trouve ailleurs, et sur une plus grande échelle, des peuples non moins dignes de cette réputation, et qui par leur importance auraient, plus que les précédents, le droit de donner leur nom à la variété qu'ils représentent si bien. Serait-ce donc que ces peuples, et tous ceux qui offrent à divers titres les mêmes caractères, seraient descendus des hauteurs du Caucase? Rien n'autorise cette hypothèse de Cuvier et des auteurs qui ont pensé et dit avant lui que les montagnes ont été le premier séjour des hommes. Et d'abord les peuplades répandues sur les diverses parties habitables et aux limites de la chaîne caucasienne, loin d'avoir le cachet d'une même nationalité, paraissent d'origines diverses et étrangères (1).

---

(1) Les unes, telles que les tribus de l'intérieur, connues sous

S'il fallait déterminer non le premier berceau, mais le siége des premiers établissements des peuples de type caucasien, les lieux où ces peuples ont commencé leurs grandes vies nationales, avec les diverses civilisations qui les caractérisent, et les influences qu'elles ont exercées sur l'homme physique, nous serions conduits par l'histoire, comme par l'induction rationnelle, à placer ces établissements sur les rives des grands fleuves qui arrosent les heureux pays situés au voisinage de la mer des Indes et de la Méditerranée. Les ethnographes nous montrent là trois antiques familles, d'où semblent dériver, selon Prichard, au moins tous les peuples de notre type, et peut-être ceux des autres. Au centre, la famille araméenne ou sémitique, qui a laissé ses monuments les plus anciens dans les vallées de la Mésopotamie ; à l'ouest, la race égyptienne, qui a prospéré dans la riche

---

les noms de Basians et Chumyks, sont turques ; d'autres paraissent se rattacher aux nations sibériennes; d'autres encore, telles que les Ossètes, et peut-être les Géorgiens, semblent appartenir aux peuples de souche ariane. Il est donc permis de croire que le Caucase, au lieu d'avoir été le berceau du type qui en porte le nom, fut peuplé, à diverses époques, par des bandes étrangères, en voie de migration, ou qui y auraient cherché un refuge après une défaite. Ce serait le cas, dit-on, des Ossètes, qu'on a considérés comme descendants des barbares germaniques connus dans l'histoire sous le nom d'Alains.

vallée du Nil ; au sud-est, la race ariane, établie à droite et à gauche de l'Indus.

Ce qui sépare le plus nettement ces trois familles, ce sont leurs idiomes : d'une famille à l'autre, l'organisme des langues diffère au plus haut degré, tandis que les idiomes d'une même famille ont, malgré leur diversité, des caractères frappants d'affinité originelle. A ces premières différences, en correspondent d'autres dans les aptitudes et les dispositions intellectuelles et morales. Enfin chaque famille a des caractères physiques plus ou moins déterminés, quoique rentrant dans le même type général. A son tour, elle se subdivise, sous le triple rapport des idiomes, des aptitudes et des traits, en races nationales, et se trouve soumise à des conditions extérieures de variation, dont les effets traversent, en quelque sorte, les différences plus anciennes et plus générales, et nous permettent d'entrevoir les causes de celles-ci.

FAMILLE SYRO-ARABE OU SÉMITE.

Commençons par la famille qui occupe la position la plus centrale. L'Arabie, la Syrie, la Mésopotamie, ont été le siége de ses plus anciens établissements ; plus tard, elle a colonisé quelques parties de l'Afrique. Parmi les peuples syro-arabes, il n'en est que deux qui nous soient bien connus, les Arabes et les Juifs.

Les Juifs, aujourd'hui dispersés parmi toute les autres nations, se distinguent encore de celles-ci par une physionomie particulière, bien reconnaissable dans quelques tableaux des grands maîtres; cependant ils participent plus ou moins aux différences qui caractérisent les nations au milieu desquelles ils ont séjourné depuis longtemps. Les Arabes ont mieux conservé l'ensemble de leurs caractères. Tels que nous les observons aujourd'hui, soit dans leur première patrie, soit en Afrique, ces peuples sont vraisemblablement des représentants fidèles des races sémites. Voici le portrait que Fraser trace des Arabes qu'il a vus dans la partie orientale de la péninsule. «Les Arabes proprement dits sont, à peu d'exceptions près, plutôt maigres que d'apparence robuste. Les hommes des classes supérieures que nous avons eu l'occasion d'observer, les cheiks et leurs familles, avaient tous le même caractère de figure. Le visage était généralement long et mince, le front peu élevé avec une protubérance arrondie vers le sommet, le nez aquilin, la bouche et le menton fuyants, ce qui donne au profil un contour arrondi plutôt que droit, les yeux enfoncés, noirs et brillants. Leurs membres grêles et peu musculeux étaient petits, surtout les mains, qui offraient chez quelques-uns une délicatesse presque féminine.» Ce portrait est assez conforme aux détails donnés par d'autres voyageurs, par Larrey, par les membres de la commission scientifique de l'Algérie, que présidait Bory de Saint-Vincent. Toutes les relations que nous pouvons consulter s'accordent à nous représenter, comme appartenant à la race arabe, un profil allongé avec élévation considérable de la voûte crânienne, un nez aquilin presque sans dépression à sa racine (ses os propres sont plus longs que dans les autres races), la ligne des mâchoires un peu rentrante, la bouche petite, les dents bien plantées, les yeux logés profondément, malgré le peu de saillie des arcades sourcilières; puis des formes générales grêles, élégantes; par conséquent peu de tissu cellulaire et de graisse, des muscles énergiques sous un volume médiocre; enfin des sens très-aiguisés, une intelligence éminente, des sentiments à la fois vifs, profonds, persévérants, portés en religion jusqu'au plus ardent fanatisme. Larrey, qui a, plus qu'aucun autre auteur, professé la supériorité de la race arabe sur toutes les autres, retrouvait cette supériorité jusque dans le développement des circonvolutions cérébrales, la consistance des nerfs, les caractères de la fibre musculaire, ceux du tissu osseux, le volume proportionnel du cœur.

Quelque prononcé que soit le type arabe dans l'ensemble de ses caractères, et quelle que soit sa constance, il ne laisse pas que de subir des modifications assez considérables sous l'influence de diverses causes plus ou moins faciles à apprécier. Et d'abord la couleur de la peau varie ici, comme toujours, avec l'action de la lumière et du climat; elle est généralement plus foncée dans les classes inférieures que dans les autres, et portée même jusqu'au plus beau noir dans certaines tribus nubiennes, sans qu'il y ait lieu de soupçonner un mélange de sang nègre. Plus au nord, et chez les femmes surtout, nous retrouvons le teint des Européens. Des différences assez notables existent, sous ce rapport, dans l'Yemen, entre les habitants des côtes et ceux des montagnes. «Les femmes arabes des contrées basses et exposées aux chaleurs, dit Niebuhr, ont naturellement la peau d'un jaune foncé; mais, dans les montagnes, on trouve de jolis visages, même parmi les paysannes.» On rencontre aussi quelquefois des cheveux plus ou moins clairs et des yeux bleus ou gris, chez les Arabes qui habitent les régions tempérées. En revanche, on signale des tribus, au milieu du désert syrien, qui ont les cheveux crépus et assez analogues à ceux des nègres. D'autres différences, portant sur les formes et la stature, se font remarquer entre les Arabes nomades et les sédentaires : les premiers, les Bédauwis ou Bédouins, Ebn-el-Arab, enfants du désert, toujours errants, agiles et très-sobres, sont plus petits, d'une complexion plus grêle que les autres, et toutefois supportent très-bien les fatigues et les privations de leur genre de vie. L'énergie du système nerveux et de la fibre musculaire supplée chez eux au développement en volume. Les agriculteurs ou Fehlas, au contraire, sont plus grands, et surtout d'une apparence plus robuste. Puis le genre de vie influe aussi un peu sur les traits en agissant sur l'expression de la physionomie, qui, chez le Bédouin, est celle de la défiance, et d'un caractère plus ou moins farouche.

En résumé, la race syro-arabe ou sémite, représentée aujourd'hui par les Juifs, par quelques débris des Assyriens relégués dans les montagnes du Kurdistan, par les Hymiarites et leurs colonies africaines, mais surtout par les Arabes nomades, qui mènent fidèlement, depuis la plus haute antiquité, le même genre de vie, cette famille, dis-je, nous offre, au milieu de circonstances climatériques assez diverses, et qui n'ont de commun que la beauté du ciel, quelques traits physiques, constants, opiniâtres, empreinte originelle d'une beauté remarquable, conservée par une grande énergie vitale, par une force de réaction contre la nature, qui a renfermé les modifications de cette empreinte dans d'étroites limites, et ne l'a jamais laissé disparaître complétement, même chez les tribus dispersées et soumises à l'influence prolongée de nouvelles causes. Et toutefois nous n'oserions affirmer que la victoire soit toujours restée à cette heureuse nature des descendants de Sem, et que, dans ses altérations, leur type n'ait pu quelquefois se perdre jusqu'à disparaître dans les traits d'un type très-différent. Si ce fait s'est réalisé pour les familles de vraie souche syro-arabe, et l'on en cite des exemples, il prouverait qu'il n'est pas de barrière entre les variétés même les mieux caractérisées du genre humain.

FAMILLE ARIANE.

Les ethnographes groupent sous les dénominations de famille indo-européenne, japétique, ariane, de nombreuses populations du type caucasien, répandues des Indes orientales aux limites occidentales de l'Europe, et qui couvrent le plateau de l'Iran, le Turkestan, l'Arménie, l'Asie Mineure, toute l'Europe, quelques points de l'Afrique septentrionale, sans parler des colonies lointaines qui appartiennent à l'histoire moderne de cette race. Quoique composée d'éléments nombreux et aujourd'hui très-diversifiés, la famille ariane est une par les affinités plus ou moins prochaines de ses idiomes, par ses traditions historiques et mythologiques, comme par le caractère général des nations qui s'y rencontrent. Tandis que les langues sémites, privées d'expressions pour les idées abstraites et métaphysiques, dénoncent des tendances et des habitudes intellectuelles moins spéculatives que pratiques, en religion plus de tradition et de foi que de philosophie, et, en général, plus de vérités reçues que de vérités conquises, les idiomes indo-européens nous disent que les peuples qui les parlent ont, à côté de la tradition, spéculé de bonne heure sur la nature, sur la divinité, sur l'homme. Les sciences ont eu chez les Arabes un moment de culture et de progrès; mais c'est dans la race ariane qu'elles ont grandi à travers des phases diverses, dans toutes les directions, et qu'elles ont atteint la précision, la méthode, la portée philosophique, et la fécondité d'application, dont elles peuvent se glorifier aujourd'hui. Quant à l'état social, il varie plus dans la race ariane qu'il n'a jamais varié dans la race syro-arabe. Ici c'est la société indoue, divisée en castes infranchissables, et dont la civilisation, longtemps stationnaire, s'affaisse dans ses immobiles institutions. Ailleurs ce sont de grandes monarchies conquérantes; ailleurs encore des républiques démocratiques ou patriciennes, assises sur l'esclavage; puis tout le développement plastique de nos sociétés européennes modernes, fixant au sol des bandes jusqu'alors nomades, les disciplinant peu à peu par l'Église et par la hiérarchie féodale, émancipant ensuite l'homme de l'homme, la faiblesse de la force, pour ne les soumettre qu'à la loi et à la justice sociale, dans toute la dignité de l'être moral, libre et responsable. Pour accomplir cette marche ascendante, à laquelle elle fera participer peu à peu les autres races, la famille ariane a été placée dans des conditions psychologiques, physiques et géographiques, en rapport avec ce rôle. Souple, active, intelligente, se lançant volontiers dans l'infini de ses désirs et de l'espace ouvert devant elle, quand elle ne s'est pas abîmée dans le vide et ensevelie sous les grandeurs écrasantes de ses conceptions panthéistes, elle a marché de ses steppes improductives vers des terres plus fécondes; et là, tantôt sous une impulsion, tantôt sous une autre, cherchant sa voie encore inconnue, passionnée par l'art, par le beau, sous le ciel de la Grèce, par la patrie, à Rome, elle reçut un jour, de la race sémite, un ferment nouveau et régénérateur qui, dédaigné par celle-ci, trop largement humain pour l'esprit judaïque, donna bientôt une impulsion puissante aux races de l'Occident. Le christianisme, malgré bien des résistances et de graves altérations, a peu à peu pénétré ces races de principes et de sentiments moraux inconnus du monde ancien, et qui ont contribué pour beaucoup à leur supériorité.

Le type physique, là où il a tout son caractère, toute sa beauté, en Géorgie, en Perse, en Grèce, est au moins aussi parfait ici que dans la famille arabe. Les formes sont aussi régulières, aussi élégantes dans une race que dans l'autre; mais elles ne sont pas exactement les mêmes. La tête, la face, offrent des ovales un peu différents, des traits qui ne permettent pas de confusion. En général, le type arabe se distingue par l'ovale plus allongé de la face, le front bien voûté, mais plus étroit et moins vertical, le menton plus saillant, les lèvres un peu plus fortes, les oreilles plus grandes; l'œil grand, mais moins découvert. Tout, dans les formes de l'Arabe, annonce une vie énergique et rapide. Le type arian a des contours plus arrondis, plus souples, moins décidés; il semble mieux préparé à subir l'action des modificateurs tant externes qu'internes qui devaient agir sur lui, dans les conditions sociales et climatériques si diverses, où se trouvent les nations de cette branche.

La partie du cours de l'Indus qui avoisine l'Indu-Cush ou Caucase indien, paraît avoir été sinon le berceau, du moins l'une des patries antiques, de ces nations. De ce point, de deux districts contigus, seraient partis d'abord les Indous, qui parlent des dialectes dérivés du *Sanskrit*, et les peuples de l'Iran et de la Bactriane, parlant des langues issues du *Zend*, idiome qui a de nombreuses analogies avec le précédent.

Indous. Le rameau oriental ou indou s'est avancé du Penjab vers le Gange et vers le sud, en subjugant ou refoulant une population plus ancienne ; car les indigènes du Dekan, qui parlent un dialecte tamoule, paraissent appartenir à cette race vaincue. Les Indous proprement dits, les hommes issus de Brahma, constituent réellement un seul et même peuple par la langue, comme par les caractères physiques, malgré leur division en castes, et bien que les castes supérieures, surtout celles des Brahmines, soient plus particulièrement citées pour la régularité des traits et la teinte plus claire de la peau. Ces peuples nous offrent un type de tête tout à fait européen, et d'une belle conformation. On y remarque le prolongement de la région occipitale, le peu de développement des os malaires, une dépression assez marquée entre le front et la racine du nez. Les traits ont de la délicatesse ; le nez est étroit dans toute sa longueur, légèrement aquilin, avec la pointe un peu descendante ; la bouche est petite, avec des lèvres minces ; le menton, de forme arrondie, est ordinairement marqué d'une fossette ; de grands yeux surmontés de sourcils arqués, et bordés eux-mêmes de longs cils, des oreilles médiocres, achèvent ce portrait. La taille est plutôt petite que grande, les formes grêles. Les Indous de la plaine sont généralement d'une faible complexion, et l'énergie du système nerveux et des muscles ne rachète pas ici, comme chez les Arabes, le peu de développement de ces derniers organes. Une nourriture insuffisante et peu azotée, un climat énervant, expliquent ce genre d'infériorité. Les habitants des montagnes sont, en effet, beaucoup plus robustes et jouissent d'une constitution très-différente de celle des Indous du bas pays. Ceux-ci, sous l'influence d'un ciel ardent, se colorent de teintes plus ou moins foncées. «Les hommes qui se livrent à l'agriculture, dit l'abbé Dubois, et qui restent toujours exposés au soleil, n'ont la peau guère moins noire que celle des habitants de la Cafrerie ou de la Guinée; mais la teinte de la plupart des Brahmes, ou des personnes qui par état travaillent à l'abri du soleil ou mènent une vie sédentaire, n'est pas à beaucoup près si foncée. La couleur des Brahmes est celle du cuivre jaune ou plutôt une infusion claire de café, c'est la plus estimée; et les jeunes femmes au teint de *pain d'épices*, sont celles qui attirent le plus les regards.» Mais en nous transportant sur des régions plus élevées que les plaines de l'Indostan, nous voyons déjà, dans la vallée de Cachemire, le teint s'éclaircir beaucoup; et plus haut, les colonies indoues établies dans quelques cantons de l'Himalaya nous offrent la peau blanche et les cheveux clairs, blonds ou roux, qui caractérisaient jadis, plus que de nos jours, nos peuples du Nord. Il existe, dans un district du Caucase indien, un peuple de même origine que les Indous, les Siah-Pôsh ou Kafirs (infidèles) des Musulmans voisins, parlant un dialecte dérivé du Sanskrit; ces Siah-Pôsh se distinguent des Indous du Penjab et des plaines du Gange par la blancheur et l'animation de leur teint, les couleurs claires de leurs cheveux, et leur belle et robuste complexion : on dirait un peuple scandinave. Burnes vit à Caboul un jeune homme de cette nation qui avait des traits d'une régularité rappelant le type grec. Ajoutons que les Siah-Pôsh ont des coutumes et une mythologie différentes de celle des Indous.

Branche iranienne. Tandis que les Indous se souviennent d'être descendus du nord-ouest, les Médo-Perses indiquent le nord-est de l'Iran comme la patrie de leurs ancêtres. Ils étaient répandus jadis et puissants sur tout le plateau de la Perse et bien au delà; aujourd'hui leurs descendants, sous le nom de Tajiks, subjugués tour à tour par les Arabes et les Tartares, sont concentrés dans les villes de cette région et de quelques pays voisins, et forment encore une population distincte. Les Tajiks, ou Persans proprement dits, ont conservé toute la régularité des formes que nous remarquons dans les bas-reliefs des antiques monuments médo-perses, et dont rendaient témoignage les auteurs grecs. Une grande stature, un profil long et vertical, une abondance remarquable du système pileux, distinguent ce type du type indou, lequel rappelle bien plus, par la variété des traits, ce que nous voyons en Europe. Du reste, vers les régions nord et sud-orientales de l'Iran, ce type se modifie plus ou moins; il est moins régulier à Caboul qu'à Ispahan, et l'on signale la grande diversité que présentent en général les Afghans. Ces différences s'expliquent en grande partie par celles des conditions climatériques, bien plus uniformes sur le plateau persan que dans les régions en partie montagneuses, en partie basses, qui avoisinent les cours moyen et inférieur de l'Indus.

Kurdes. En quittant le plateau de l'Iran et l'heureux climat de la Perse, pour entrer à l'ouest dans la région montagneuse du Kurdistan, nous rencontrons une population demi-barbare, bien différente des descendants des Médo-Perses, et pourtant aussi de souche ariane. Les Kurdes, en effet, tels que nous les dépeint le missionnaire Hœrnle, sont des hommes de haute stature, mais aux traits grossiers; leur grande bouche, leurs petits yeux, leur expression sauvage, contrastent avec le beau type persan, remarquable par la régularité des traits, la grandeur de l'œil, une bouche médiocre et bien faite.

Arméniens. Redescendons-nous, au contraire, vers le plateau arménien, nous allons retrouver ce beau type de tête, joint à une stature avantageuse, dans la population chrétienne qui représente ici la famille ariane. Les Arméniens sont renommés, en effet, comme leurs voisins du Caucase, par leur beauté physique. Mais ces derniers, comme nous l'avons déjà dit, sont d'origines diverses, et les plus beaux, les Géorgiens et les Circassiens, ceux-ci toutefois plus certainement que ceux-là, sont étrangers à la famille qui nous occupe en ce moment, ce qui, du reste, ajoute à l'importance du rapprochement qu'établissent leurs caractères physiques actuels entre eux et leurs voisins arians. Les Arméniens ont des traits plus arrondis que les Persans ; leur peau est blanche, leurs yeux et leurs cheveux sont noirs. Comme ces derniers, ils se distinguent par l'abondance de la barbe, et contrastent aussi sous ce rapport avec les Indous, qui joignent à des proportions amoindries, une barbe plus ou moins rare.

A l'ouest de l'Arménie, l'Asie Mineure nous offre une population complexe, dont les éléments, mieux isolés ailleurs, se représenteront à nous sous de meilleures conditions d'étude. Au-dessous et à côté de la race turque, aujourd'hui dominatrice, et qui n'appartient pas par ses origines à la famille ariane, se trouvent entre autres les débris des peuples pélasges et celtes qui colonisèrent jadis quelques provinces de cette péninsule.

Grecs. Les Grecs sont de race ariane, mais, selon toute apparencc, de tribus diverses. Aux Pélages, s'ajoutèrent les Hellènes et d'autres encore appartenant aux peuplades thraces. Nous n'avons pas à rechercher si, comme le pensent des auteurs d'une grande autorité, tous ces éléments ne se rattacheraient pas à un rameau commun de la branche indo-européenne. Les Grecs sont devenus et demeurent, à nos yeux, une nation, et cette nation a conservé au moins ses caractères physiques, malgré tous les malheurs d'une décadence sociale qui a fini par plusieurs siècles d'asservissement. En comparant les Grecs modernes avec leurs ancêtres, tels que les historiens, les poëtes, la statuaire, et quelques têtes osseuses, nous les font connaître, nous admirons, chez les premiers, la persistance étonnante des plus belles formes, même au sein d'une condition sociale profondément modifiée. La nature a conjuré les effets d'une déchéance qui n'a cependant jamais été, sous l'heureux climat de l'Hellade et du Péloponèse, jusqu'à effacer le souvenir des anciens jours, et à laisser éteindre la haine du joug étranger.

On a cru longtemps que les artistes grecs avaient donné aux têtes de leurs dieux des formes idéales, qui exagéraient beaucoup la beauté des formes réelles. Mais un crâne de la collection de Blumenbach prouve que, sous le rapport des proportions et des contours généraux de la tête, l'art était allé rarement au delà de la nature; et M. Pouqueville a retrouvé, dans la Morée, les types inspirateurs de la statuaire antique; en sorte que la tête de l'Apollon pythien nous offre une image fidèle et digne d'être consultée.

La forme subglobuleuse du crâne, l'ample et régulière voussure du front, le profil presque vertical du maxillaire supérieur, le peu de saillie des pommettes soit en avant, soit sur les côtés, sont les traits principaux du dessin que Blumenbach nous donne dans sa 6e décade (pl. 51, 1820). De son côté, la statuaire nous fournit les caractères suivants : Front élevé, espace interoculaire assez grand, offrant à peine une légère inflexion à la racine du nez ; ce dernier, droit ou faiblement aquilin ; les yeux grands, largement ouverts, couverts d'un sourcil peu arqué ; la lèvre supérieure courte, la bouche petite ou médiocre et d'un gracieux contour, le menton saillant et bien arrondi.

M. Pouqueville nous dit des habitants de la Morée qu'ils sont généralement grands et bien faits. Il nous vante le port majestueux, l'air imposant, les formes élégantes, les beaux traits et la physionomie animée des femmes de Sparte, les traits mâles, réguliers et la haute stature des hommes. Les femmes du Taygète ont, dit-il, le port de Pallas ; la Messénienne se fait remarquer par son embonpoint. Et ici nous voyons que, sous ses contours généraux, le type grec admet des différences plus ou moins locales ; celles-ci portent surtout sur la couleur des cheveux et de l'iris. Le voyageur que nous venons de citer nous parle des beaux cheveux blonds des femmes Lacédémoniennes, de leurs yeux bleus, des cheveux noirs des Messéniennes. En Grèce, ces caractères-là varient, comme nous les avons vu varier dans les Indes, comme nous les verrons varier dans le reste de la famille ariane ; et la même variété existait jadis, comme le témoignent les épithètes de ξανθοὶ, πυῤῥοὶ, γλαυκωπίδες, etc., très-employées par les poëtes de l'antiquité.

Italiens. La population de l'Italie est issue presque exclusivement de la famille ariane, et se compose toutefois de divers éléments très-distincts, qui sont venus se mêler ou se combattre sur cette belle terre et sous ce ciel admirable. A travers l'empreinte commune et méridionale qui, du pied des Alpes à l'extrémité de la Péninsule, fait reconnaître une figure italienne, se laissent facilement discerner, malgré le mélange des peuples, les caractères qui les différencient. Au sud et sur le revers oriental de l'Apennin, se retrouvent les vrais types grecs; au nord, abondent et prédominent les figures gauloises ; dans la Toscane et les contrées voisines, on rencontrerait plus d'un descendant de ces anciens Étrusques venus, dit-on, de la Grèce septentrionale, et dont les formes pleines, arrondies, un peu lourdes, nous sont conservées sur les couvercles de leurs sarcophages. Enfin la population latine, celle dont quelques bustes des premiers empereurs nous ont conservé les traits, a de nombreux représentants dans les contrées de l'Italie occidentale qui avoisinent Rome et dans cette capitale elle-même. Ce type, celui peut-être des plus anciennes races de l'Italie, nous offre la caractéristique suivante : Tête large, front peu élevé, vertex aplati, région temporale en saillie, face proportionnellement courte. Le nez, séparé du front par une dépression prononcée, est aquilin, c'est-à-dire courbé dès son origine, tandis que vers le milieu il s'abaisse en ligne droite, pour se terminer par une base horizontale. La mâchoire inférieure est large, le menton saillant.

Celtes. Les Celtes (hommes des forêts) ont occupé de bonne heure l'Europe occidentale, et particulièrement les Iles Britanniques, la Belgique, la France jusqu'à la Garonne, une partie de la Suisse. Plus tard ils étendirent leurs conquêtes en Espagne, en Italie, dans la Grèce septentrionale et l'Asie Mineure. On distingue deux rameaux dans cette importante population. L'un, celui des Gaëls, vint le premier, du berceau commun de la race, s'établir dans l'Occident; le second, celui des Kimris, après de longues stations aux environs du Pont-Euxin, s'avança à son tour vers le nord-ouest de l'Europe et vers les contrées que baigne l'océan Atlantique; il y apporta la religion et la caste des druides. Mêlés probablement sur plusieurs points de leurs conquêtes, ces deux groupes très-distincts demeurèrent isolés dans quelques pays, et dominèrent dans ceux-ci. Les Écossais des hautes terres, les Irlandais, étaient des nations gaéliques; l'élément gaël avait la prédominance dans la France orientale; les habitants du pays de Galles, ceux de notre Bretagne, appartenaient au rameau Kimrique. Pour les Romains, ces races se confondaient sous le nom général de Bretons, dans la Grande-Bretagne; sous celui de Gaulois, dans la Gaule (1).

Ces Gaulois, tels que nous les dépeignent les écrivains de Rome, étaient de grande stature, robustes, à cheveux blonds ou rutilants, à iris bleu ou gris, à peau blanche, toujours en mouvement, irritables, faisant peu de cas de leur vie, amateurs

(1) Strabon et Jules César ont cependant distingué dans les Gaules les Belges (Kimris) des Celtes (Gaëls).

de nouvelles, parleurs infatigables ; ce caractère paraît avoir été surtout celui des tribus gaéliques. Les Kimris avaient plus de fixité et en donnèrent un peu à leurs prédécesseurs. Qui ne reconnaît dans ce tableau les qualités et les défauts que la civilisation a modérés en nous ! Du reste, si nous nous en rapportons aux observations de M. W. Edwards, les caractères physiques, ceux de la tête, en particulier, diffèrent passablement chez les Kimris et les Gaëls. Chez les uns et les autres, le nez est déprimé à sa racine frontale. Mais, dans les Kimris, il y a une ligne de profil qui se courbe vers le bas, et la base remonte un peu, en même temps que les ailes se relèvent et inclinent les narines ; l'ovale de la face est long, le front haut. Les Gaëls auraient la tête arrondie, la face plus courte, le nez droit à partir de la dépression sous-frontale, sa base non remontante. Il n'est pas dit si les Kimris étaient aussi blancs et blonds que les Gaëls ; mais ce qui est certain, c'est que les habitants des vieilles forêts humides et ombreuses de l'Europe ancienne, ces hordes nomades de Gaulois encore barbares reconnaîtraient aussi difficilement aujourd'hui le pays qu'ils parcouraient avec leurs troupeaux et leurs bagages, que les hommes de taille médiocre, aux formes peu athlétiques, aux cheveux et à l'iris généralement plus ou moins foncés, qui descendent d'eux et représentent leurs races. Peut-être nous désavoueraient-ils moins sous le rapport de la ressemblance morale et surtout de notre mobilité passablement aventureuse.

Germains. Voici de nouvelles tribus, plus récemment arrivées que les Celtes de la patrie ariane, et qui ont mieux conservé dans leurs idiomes le caractère originel de la famille. Les Indo-Germains ou Teutons envahirent en flots successifs, et sous les diverses dénominations de Goths, Vandales, Saxons, Angles, Suèves, Franks, Normands, etc., l'Europe centrale, la Scandinavie, d'où ils passèrent dans la Grande-Bretagne, puis la Gaule, l'Espagne, l'Italie septentrionale, et même l'Afrique. Mais leurs hordes guerrières, assez puissantes pour vaincre l'empire aux abois, pour se substituer aux anciens maîtres du monde romain, étaient trop peu nombreuses au delà du Rhin et des Alpes pour déposséder la population elle-même, et subirent l'action absorbante du grand nombre et de la civilisation; bientôt l'élément germain, quoique maître du pays par droit de conquête, disparut à peu près dans cette assimilation. Il n'acquit et ne conserva la prépondérance que dans les contrées dont la population, plus ou moins barbare, n'avait encore sur lui aucun genre de supériorité, pas même celle du nombre. L'Allemagne, la Hollande, la Scandinavie, l'Angleterre et l'Écosse, surtout le coté oriental, une partie de la Suisse et de la France, sont occupées par des peuples d'origine teutonique et qui portent l'empreinte plus ou moins intacte ou modifiée de leurs ancêtres germains.

A l'époque où ces tribus encore nomades erraient dans les forêts de la Germanie, et venaient essayer leurs forces et chercher meilleure fortune sur les terres de Rome, elles se faisaient remarquer par des caractères physiques assez analogues à ceux des anciens Gaulois. Les Germains étaient, comme les Celtes, des hommes de haute stature, de formes athlétiques, ayant la peau blanche, l'œil bleu, les cheveux et la barbe blonds ou roux; le roux était plus fréquent ici que chez les Gaëls. La tête était grosse, haute et large à la région frontale. Dans la plus grande partie de l'Allemagne, aujourd'hui déboisée, modifiée dans son climat, civilisée et couverte de villes florissantes, on aurait peine à trouver, dans les teintes de l'iris et des cheveux, des caractères généraux; car, sous ce rapport, les descendants des Germains ont subi plus ou moins les mêmes modifications que ceux des Celtes. Ce qui s'est mieux conservé, c'est le génie national, la patience laborieuse et persévérante des caractères, l'esprit des spéculations scientifiques, l'idéalité.

Slaves. Les migrations indo-germaines semblent avoir traversé, en s'avançant vers l'occident, d'autres peuplades arianes qui les avaient devancées en Europe, et qui, après avoir erré longtemps sur les deux versants de la chaîne ouralienne, avaient pris possession des plaines de la Russie et de la Pologne. Tels étaient les anciens Sarmates, ancêtres des Polonais, et d'autres peuples qui s'établirent plus tard en Bohême, en Hongrie, et dans les provinces transdanubiennes de l'Esclavonie, de la Croatie, etc. Ce sont les nations slaves. Quoique dispersés, et dans des conditions de vie sociale assez diverses, ces peuples conservent dans leurs idiomes, et, à un certain degré, dans leurs caractères physiques et moraux, les indices de leur commune origine. Voici le portrait que M. W.-F. Edwards nous donne comme celui du type slave : « Le contour de la tête, vue de face, représente assez bien la figure d'un carré, parce que la hauteur dépasse peu la largeur, que le sommet est sensiblement aplati, et que la direction de la mâchoire est horizontale. Le nez est moins long que la distance de sa base au menton ; il est presque droit à partir de sa dépression à la racine, c'est-à-dire sans courbure décidée ; mais, si elle était appréciable, elle serait légèrement concave, de manière que le bout tendrait à se relever ; la partie inférieure est un peu large, et l'extrémité arrondie. Les yeux, un peu enfoncés, sont parfaitement sur la même ligne, et, lorsqu'ils ont un caractère particulier, ils sont plus petits que la proportion de la tête ne semblerait l'indiquer. Les sourcils, peu fournis, sont très-rapprochés, surtout à l'angle interne; ils se dirigent de là souvent obliquement en dehors. La bouche, qui n'est pas saillante, et dont les lèvres ne sont pas épaisses, est beaucoup plus près du nez que du bout du menton. Un caractère singulier, qui s'ajoute aux précédents, et qui est très-général, se fait remarquer dans leur peu de barbe, excepté à la lèvre supérieure.

«Tel est le type qui se reproduit plus ou moins chez les Polonais, les Silésiens, les Moraves, les Bohémiens et les Hongrois-Slaves; il est aussi très-commun parmi les Russes. Quoique je n'en aie pas vu dans cette occasion, j'en ai pu juger dans d'autres; mais surtout je me fie au témoignage d'un seigneur russe, qui a reconnu dans les dessins que je lui ai montrés, d'après d'autres peuples slaves, les portraits d'une grande partie des paysans russes» (1).

Je doute cependant qu'il y ait un type physionomique slave aussi facile à caractériser, c'est-à-

---

(1) *Des caractères physiologiques des races humaines considérées dans leurs rapports avec l'histoire.* In-8°; Paris, 1829.

dire aussi uniforme que le croyait Edwards. En tout cas, nous rencontrons dans cette race des différences aussi considérables que chez tout autre en ce qui concerne les caractères de coloration : des teintes rembrunies au midi, chez les Croates, les Dalmates, etc. ; des teintes claires, chez les Russes du Nord; plus de variété sous les latitudes intermédiaires, en Pologne, par exemple.

Peuples du Caucase. Nous avons déjà mentionné les habitants du Caucase, et notamment les Tcherkesses ou Circassiens, qui en occupent la région nord-ouest, et les Géorgiens, établis sur le versant méridional. Pallas, Klaproth, M. Dubois de Montperreux, ont donné au type circassien des éloges qui s'accordent avec la réputation de ce type dans tout l'Orient. Une figure d'un ovale allongé, un nez droit et mince, une bouche petite, de grands yeux noirs, une taille bien prise, une tournure martiale, beaucoup de force dans les bras, le pied petit, des cheveux bruns, quelquefois un peu nuancés de rouge, une peau très-blanche, distinguent la plupart des Tscherkesses. A côté d'eux, les Abases, qui parlent un dialecte de même souche que celui des Circassiens, et qui sont aussi à demi barbares, se caractérisent par une tête étroite, un nez saillant, un bas de visage très-court, en un mot, un ensemble de traits qui n'a rien de l'élégance du précédent.

Les Géorgiens ont au moins autant de réputation que les Circassiens ; Reineggs assure même que leurs femmes sont plus belles que les Circassiennes, sauf par leur teint, qui reçoit d'un ciel plus chaud une nuance un peu rembrunie. La langue géorgienne paraîtrait moins éloignée que celle des montagnards de l'autre versant, du caractère des langues indo-européennes, et nous indique, semble-t-il, la possibilité de ramener le peuple qui la parle à la race ariane. Quant aux Circassiens, il est remarquable que les seuls peuples auxquels les rattache leur idiome soient des peuples sibériens, qui revêtent plus ou moins les caractères du type mongol. Cette petite nation et plusieurs de ses voisines semblent attester l'antique existence de nations plus considérables, dont les débris, échappés à la ruine ou au joug étranger, se seraient dispersés à de grandes distances les unes des autres.

FAMILLE ÉGYPTIENNE.

Blumenbach, après avoir comparé entre elles un grand nombre de momies et de figures égyptiennes, a été conduit à reconnaître, parmi les habitants de l'ancienne Égypte, trois types très-distincts. Il a d'abord rencontré des figures éthiopiennes, aux mâchoires saillantes, aux lèvres épaisses, au nez large et plat, figures auxquelles se rapportent, sans doute, les cheveux laineux et le teint noir qu'Hérodote et d'autres auteurs grecs indiquent comme caractères égyptiens. Un second type, bien différent du précédent, et que Blumenbach nomme indien, offre des traits allongés, et des yeux bridés et relevés aux tempes, ensemble qui rappelle les Indous transgangétiques Enfin un troisième groupe de figures se caractérise d'abord par des crânes de type caucasique un peu altéré, surtout dans la direction légèrement proclive de la mâchoire supérieure; puis par des traits mollement arrondis, des joues larges et un peu bouffies, un menton court, des yeux saillants, un embonpoint général. Une statue, qu'on croit être celle de Rhamsès, est donnée comme exemple de ce dernier type, le plus commun d'ailleurs, et celui des trois qui semble avoir appartenu à la principale population du pays, à la population égyptienne. Aujourd'hui il ne paraît subsister de cette population, par suite de la conquête arabe et musulmane, que les Coptes ou Qoubtes, race que la religion a préservée de mélange, et qui nous est représentée sous les traits suivants par un habile et vénérable médecin, vivement regretté de tous ceux qui ont eu le bonheur de le connaître, M. Pugnet. «Les

Égyptiens, dit cet auteur, sont en général d'une taille au-dessus de la moyenne; leurs formes se prononcent vigoureusement; la couleur de leur peau est d'un rouge obscur; ils ont le front large, le menton arrondi, les joues médiocrement pleines, le nez droit, les ailes nasales fortement sinueuses, les yeux grands et bruns, la bouche peu fendue, les lèvres grosses, les dents blanches, les oreilles hautes et très-détachées; enfin les sourcils et la barbe extrêmement noirs» (1).

D'autres auteurs (M. Denon) nous peignent le type copte comme assez voisin du nègre.

Il est certain que si la plupart des crânes égyptiens ont les formes caucasiques, il en est qui offrent un peu de prognatisme et la densité osseuse qu'on observe chez les crânes nègres. Évidemment la race égyptienne (sans parler des couleurs, qui varient du jaune au brun plus ou moins rougeâtre ou noirâtre, un peu comme chez les Indous) commence à dévier du type des deux races précédentes vers les types africains. Cette direction des caractères physiques coïncide, comme l'observe avec raison M. Prichard, avec les tendances intellectuelles et morales qui ont entraîné les croyances populaires et le culte égyptiens vers l'adoration

(1) *Mémoire sur les fièvres de mauvais caractère du Levant et des Antilles.* Lyon, 1804.

des animaux et des plantes, fétichisme arrivé à son dernier terme chez les nègres, tandis que les nations sémitiques et indo-européennes ont plus généralement conservé, jusque dans leurs égarements religieux, ou le monothéisme, ou des dogmes et des mythes empreints de spiritualisme et d'idéalisme.

Nous ne quitterons pas le type caucasique sans y rattacher encore deux petits groupes qu'il est difficile de faire entrer dans l'une des familles précédentes : ce sont les Ibères et les Libyens. Ces peuples se séparent de ceux qui les entourent bien plus par les langues qu'ils parlent que par leurs caractères physiques ; ils sont étrangers, sous le premier rapport, aux familles dont ils partagent le territoire, et sous le second point de vue, ils ne s'en distinguent que par des nuances.

Ce contraste n'est pas à négliger ; il est surtout frappant chez les Basques, derniers représentants des Ibères, et que je ne mentionne ici que pour mémoire.

Race atlantique ou libyenne. L'Atlas nourrit une race antique, la race libyenne, celle des Numides de Jugurtha, répandue sur les deux versants de cette chaîne. Cette race comprend les peuples désignés sous les noms de Barbaresques et de Berbères, et au nombre desquels nous comptons les

Kabyles. M. Bory de Saint-Vincent n'hésitait pas, d'après ses dernières études en Algérie, a y rattacher les Mauritaniens, les vrais Maures d'aujourd'hui, et l'on s'accorde généralement à regarder les *Guanches* des Canaries comme appartenant à ce type, auquel cette adjonction a mérité son nom d'*atlantique*. Une stature moyenne, des formes élégantes, nerveuses, rappellent ici le type arabe; mais une tête plus ronde, des traits plus courts, un nez rarement aquilin, éloignent le Berbère de la famille sémite, et le rattacheraient peut-être à la famille européenne, comme le voulait Bory de Saint-Vincent (1). Jusqu'ici ce qu'il y a de plus incontestable, c'est que les circonstances climatériques, le genre de vie, et d'autres causes de source moins évidente, ont introduit chez les divers peuples berbères des modifications notables sous le double rapport des formes et des nuances de la peau et des cheveux. Ces nuances sont généralement foncées, mais on les voit s'éclaircir considérablement dans les classes qui vivent dans une certaine aisance et à l'abri des intempéries de l'air; on voit de plus des cheveux blonds, soit accidentellement, soit d'une manière générale, chez certains montagnards du haut Atlas.

---

(1) *Sur l'Anthropologie de l'Afrique française.* Compte rendu de l'Académie des sciences; t. XX. Juin 1845.

II.

TYPE MONGOLIQUE.

A l'est du Gange, au nord de l'Himalaya et de l'Iran, c'est-à-dire sur la plus grande partie du continent asiatique, le type caucasien fait place à celui que Blumenbach et Cuvier ont proposé de désigner sous le nom de *type mongòlique*. Les nombreuses populations qu'il caractérise représentent, selon la plupart des auteurs, une grande race ; et Cuvier fait descendre celle-ci des hauteurs de la chaîne altaïque, comme les hommes de type caucasien descendaient, à son avis, du Caucase : ce sont là de simples suppositions que rien ne justifie. Pour nous, les Mongols de Cuvier sont un ensemble de nations chez lesquelles nous retrouvons certains caractères physiques et moraux plus ou moins prononcés ; ils représentent aux yeux du naturaliste, et avant toute autre information, une variété physiognomique déviant dans une direction définie, et à des degrés très-divers, du type que nous avons rencontré au point de contact des trois continents de l'ancien monde.

L'ovale de la tête caucasienne s'altère dans la tête mongole, et le contour de la face prend la forme d'un losange. Ceci tient au développement et à la direction des os malaires et de toute l'arcade zygomatique, qui donne beaucoup de saillie aux pommettes, et relève les joues vers les tempes. C'est là le trait le plus caractéristique du type que nous étudions. La courbure de l'arcade est telle, que la partie de la tête qui domine celle-ci en prend une apparence pyramidale; en même temps, l'angle externe des yeux étant un peu élevé, les paupières sont comme bridées et demi-closes par l'étirement qu'elles éprouvent. Vue d'en haut, la tête mongole est globuleuse, l'ovale de son contour est large, tronqué en avant par l'aplatissement du front au-dessus des yeux; le nez est plus large, surtout inférieurement, que chez nous; la mâchoire supérieure offre souvent un prognatisme plus ou moins manifeste, et, en somme, le système de la face présente un développement proportionnel plus considérable chez les races mongoles que chez les races caucasiennes. Les teintes de la peau sont généralement jaunâtres, plus ou moins claires ou rembrunies, selon les circonstances. Les poils, à quelques exceptions près, sont peu abondants sur le corps, la barbe est rare; les cheveux, droits, grossiers, sont noirs, ainsi que l'iris. On rencontre plus rarement ici qu'en Europe des yeux bleus et des cheveux blonds.

Les peuples qui nous offrent les caractères de la variété mongole forment trois groupes plus ou moins naturels, et occupent trois positions géographiques assez bien limitées ; ce sont : 1° le groupe essentiellement continental, qui a pour patrie principale le grand plateau compris entre l'Altaï et l'Himalaya ; 2° le groupe des terres boréales ; 3° le groupe des régions qui descendent du plateau vers l'est et vers le sud, et qui se terminent par les péninsules et les îles que baignent les mers des Indes et de la Chine.

GROUPE DU CENTRE.

Les peuples du plateau et ceux qui s'y rattachent ont peu d'établissements fixes. La plupart sont comme condamnés à la vie pastorale et nomade, par la stérilité du pays qu'ils habitent ; leurs hordes, plus qu'à demi barbares, parcourent en tous sens des steppes immenses ou des déserts interrompus par des lacs salés et par quelques oasis. De leurs demeures primitives, plusieurs de ces peuples sont descendus dans les plaines du nord et de l'ouest, qui ne leur offraient pas de meilleures conditions de vie. Quelques-uns ont, à diverses époques, poussé leurs invasions vers le sud, où ils se sont rendus maîtres de l'Iran ; ils ont fondé plus loin l'empire des Turcs osmanlis ; ils ont enfin laissé dans l'Occident de nombreux témoins, ici de leurs conquêtes éphémères, là de leurs antiques établissements. Passons rapidement en revue les principales nations de ce groupe, telles que nous les donnent leurs idiomes.

Mongols. Ce sont d'abord les tribus *mongoles*. Ces peuples, qui se sont rendus célèbres et terribles sous Attila, Gengis et Tamerlan, sont retirés aujourd'hui sur le plateau et dans les montagnes de l'Asie centrale, où ils promènent leurs campements. Les Kalmouks, qui représentent très-bien l'ensemble de la nation mongole, nous ont été dépeints par Pallas, dans le passage suivant : « Les traits caractéristiques de la physionomie kalmouque sont des yeux obliques, déprimés vers l'angle interne, et très-peu ouverts ; des paupières charnues ; des sourcils noirs, peu fournis et formant un arc surbaissé ; un nez généralement court et aplati vers le front, des pommettes saillantes ; un visage rond, et un crâne approchant de la forme sphérique. L'iris est très-brun, les lèvres sont épaisses et charnues, le menton court ; les dents, fort blanches, se conservent belles et saines jusque dans un âge avancé. Les oreilles sont démesurément grandes et détachées de la tête. » Pallas ajoute que, malgré la généralité de cette physionomie, il se trouve des individus des deux sexes qui ont un contour de visage et des traits d'une régularité européenne.

Tongouses. Au nord et à l'est de la Mongolie, dans toute la Sibérie orientale, depuis le Jennissei jusqu'à la mer d'Okhotsk, on rencontre la nation des *Tongouses*, race distincte, dont la patrie est la Daourie, et qui parle une langue spéciale, rapportée toutefois aux idiomes turcs et mongols. Une partie de ce peuple conserve ses mœurs barbares et nomades, tandis qu'une autre, connue plus particulièrement sous le nom de *Mantchoux*, conquérante et maîtresse de la Chine depuis deux siècles, s'est civilisée et compte dans son sein de nombreux lettrés. Les Tongouses nomades ont, au rapport de Pallas, le visage encore plus aplati et plus large que celui des Kalmouks, peu ou point de barbe, et ressemblent un peu aux Samoïèdes. En Chine et sous l'influence de deux siècles de civilisation, les traits de cette race conservent leurs caractères, toutefois à un moindre degré et avec plus d'exceptions individuelles. « Nous avons observé, dit J. Barrow, plusieurs individus, hommes et femmes, qui avaient la peau très-blanche et le teint très-fleuri ; quelques-uns avaient les yeux d'un bleu clair, le nez droit ou aquilin, les cheveux bruns ; les hommes avaient la barbe très-forte et très-touffue, et ressemblaient beaucoup plus à des Grecs qu'à des Tartares. » On se demande, en lisant cela, si le voyageur anglais s'était bien assuré que ces beaux individus mantchoux fussent des hommes de race pure, de vrais Tongouses ?

Turcs. Les *Turcs* composent une famille de peuples distincte des Mongols, et qui se trouve répandue aujourd'hui depuis le nord de la Chine jusqu'en Europe. La plupart des Turcs sont encore nomades, et ce sont les tribus errantes de cette grande nation qu'on désigne communément sous le nom de *Tartares*, désignation que Klaproth, Rémusat, Balbi, et d'autres ethnographes recommandent de ne pas confondre avec celle de *Tatars*, laquelle appartient à des peuples rattachés aux Mongols. Parmi les Turcs nomades, on compte les tribus orientales, telles que les Yakouts, les Turcs sibériens, les Kirghiz, les Turcomans, les Usbeks. Les Osmanlis, fondateurs de l'empire turc et conquérants de Constantinople, ont des établissements fixes et une civilisation qui remonte à peu près à l'époque de l'hégire. Plusieurs peuplades tartares des gouvernements russes sont également civilisées depuis quelques siècles. Or on remarque une différence considérable entre les Turcs nomades et les Turcs sédentaires. Les premiers ont conservé le type mongol et en portent quelquefois les caractères jusqu'à l'exagération : tels sont, par exemple, les Kirghiz, hordes barbares qui errent dans les plaines salées et la région ouralienne, au nord du Turkestan. Un front saillant, des yeux allongés et couverts, un nez très-aplati à sa racine, des joues renflées et comme bouffies, une barbe généralement rare, souvent frisée, une petite stature, des formes peu musculeuses, font des Kirghiz une nation des plus laides. Les femmes, dit-on, sont beaucoup mieux que les hommes, et même d'une physionomie agréable.

Les Usbeks, qui parlent la même langue que les Kirghiz et paraissent leur être alliés de près, mais qui vivent sous un climat tempéré, sont grands et bien faits. Tandis que les tribus nomades, depuis les Cosaques aux Yakoutes, nous offrent dans les caractères du crâne et des traits de la face le type mongol; les Turcs civilisés, tels que les Tartares de Casan et les Osmanlis, se distinguent par des formes plus ou moins caucasiennes. Les auteurs qui, à l'exemple de Cuvier, font des Turcs un rameau causasien sous le nom de rameau scythe ou tartare, attribuent les traits mongols des tribus nomades à des alliances avec les peuples de la Mongolie, et pensent que le vrai type turc est celui des Osmanlis de l'empire ottoman. Mais le petit nombre des vrais Mongols, comparé à celui des Turcs nomades qui leur ressemblent plus ou moins par les traits, rendrait cette opinion bien difficile à soutenir, si, indépendamment de la différence des langues, l'on ne savait que les Turcs sont, comme les Mongols et les Tongouses, originaires de la haute Asi Ils descendent d'un peuple puissant et très-ancien, celui des Hiong-nu, bien connu des historiens chinois.

Le type mongol s'est corrigé, avons-nous dit, chez les Osmanlis. En effet, la tête a pris une forme sphérique, le front s'est élevé et arrondi, le nez est droit, sans dépression à sa racine, sans épatement à son extrémité. Toutefois ces têtes turques ne ressemblent pas complétement aux têtes européennes; elles s'en distinguent surtout par le relèvement assez brusque de la région occipitale. Chez les Tartares civilisés de la Russie, ce caractère n'existe pas. Doit-on attribuer cette transformation du type mongol en type caucasien aux alliances des Osmanlis avec des femmes de cette dernière variété, ou doit-on y voir, comme M. Prichard, un effet de la civilisation? La première opinion me paraît au moins aussi plausible que la dernière, malgré l'objection que M. Prichard lui oppose, en faisant remarquer qu'en Turquie les grands seuls peuplent leurs harems d'esclaves géorgiennes ou européennes. Les alliances des Turcs ne se réduisent pas à celles qui ont lieu dans les harems: conquérants d'une population caucasienne nombreuse, tant en Asie qu'en Europe, les Osmanlis se sont modifiés depuis qu'ils sont mêlés à cette population et qu'ils en disposent. Je crois que M. Prichard accorde trop d'influence à la civilisation des Turcs ottomans ; elle est relativement récente, et je ne vois pas qu'en Chine la même cause, qui agit depuis bien plus longtemps, ait fait disparaître le type mongol.

Race ongre ou *hugrienne.* Il faut compter au nombre des nations qui paraissent avoir habité très-anciennement la haute Asie les peuples ongres ou hugriens, nommés quelquefois *race ouralienne.* Leurs hordes s'étendaient autrefois jusqu'au sud de la Scandinavie, et ont laissé, dans la mémoire des races voisines, des souvenirs de haine et de frayeur qui attestent des luttes longues et terribles. Refoulés par les peuples germains, ces Hugriens occidentaux se retirèrent d'abord dans les montagnes scandinaves, d'où ils inquiétèrent longtemps encore, par leurs incursions et leurs brigandages, les habitans de la plaine. Aujourd'hui ces terribles Iotuns ou Titans des sagas du Nord, ces ennemis des dieux et des hommes, se réduisent aux Lapons, descendants des Lapps, et aux Finois, dont les ancêtres, sous le nom de Finns, ont laissé leur nom attaché à plusieurs localités, et composent en Finlande, en Esthonie et en Livonie, le fond de la population. Les mêmes peuples se retrouvent ou nomades comme les Lapons, ou sédentaires comme les Finlandais, dans la Russie septentrionale; puis nous atteignons au delà de l'Oural les Ostiaks et les Vogules, nomades assez misérables, dont paraissent s'être détachés à des époques très-différentes, d'abord les peuples précédents, puis plus récemment les Madgyars ou Hongrois, descendants des Ostiaks de l'Oby.

Le type mongol est plus reconnaissable chez les hordes nomades que chez les populations civilisées de cette famille hugrienne; il n'est toutefois jamais aussi prononcé que chez les nations précédentes, et, selon Pallas, les Ostiaks nomades ressemblent plus aux Finois civilisés qu'aux Samoïèdes de l'Oby, qui ont, dit-il, beaucoup de rapport avec les Tongouses. La petite race qui nous occupe paraît avoir quitté de très-bonne heure la patrie mongole, comme ses idiomes l'indiquent, et avoir perdu, loin du centre, une partie de ses traits asiatiques, sans cependant se confondre, civilisée ou non, avec les races dont elle partage maintenant les territoires et, jusqu'à un certain point, les manières de vivre. On peut se faire une idée des modifications auxquelles elle a été soumise par les différences de climat et d'habitudes, en comparant les Lapons aux Finois. Anciennement ces deux peuples n'en faisaient qu'un, et rien n'indique qu'ils différassent physiquement l'un de l'autre. Aujourd'hui ce sont comme deux rameaux très-séparés, ou pour mieux dire, très-divergents; car on trouverait encore entre eux des indices de commune origine, en tout cas des transitions, certains Lapons se rapprochant des Finois et réciproquement.

Soumis à l'action d'un climat extrême, condamnés à une vie difficile, précaire, les Lapons sont maigres, petits, assez forts néanmoins et surtout très-agiles. Leur tête est proportionnellement grosse; elle offre avec le crâne rond, les pommettes écartées, le nez large et plat des Mongols, un front avancé, des yeux couverts. Le teint des Lapons est d'un jaune brun, leurs cheveux sont généralement noirs.

Les Finois, qui jouissent des avantages de la vie agricole sous un climat par cela même moins rigoureux que celui de la Laponie, prennent les belles proportions de leurs voisins les Suédois; ils sont grands, bien faits, et leurs traits, tout en conservant un caractère de race, se rapprochent beaucoup du type européen. En même temps, mieux abrités contre les intempéries du ciel, les Finois ont le teint clair des Scandinaves; leurs cheveux passent aux nuances blondes et rutilantes, leur iris est généralement bleu; mais nous devons remarquer que ces dernières modifications se retrouvent chez des tribus nomades de même race, chez les Ostiaks, entre autres.

GROUPE BORÉAL.

Nous venons de voir dans la famille ouralienne le type mongol subissant directement et indirectement, par le ciel et par le sol, l'influence des hautes latitudes de la Laponie. L'Asie boréale nous offre de nouveaux exemples de cette action sur plusieurs nations de même type, mais appartenant à d'autres origines. Les plus célèbres de ces peuples hyperboréens sont les Samoïèdes et les Esquimaux.

Samoïèdes. Les Samoïèdes errent sur les bords de la mer Glaciale, et sont répandus plus particulièrement des deux côtés du grand promontoire sibérien qui se termine par le cap Nord; mais on rencontre quelques-unes de leurs nombreuses tribus assez loin à l'ouest, à l'est et au sud de cette région. Pallas, qui a vu les Samoïèdes des rives de l'Oby, les sépare nettement des Ostiaks leurs voisins, comme nous l'avons déjà rappelé, et voici quelques traits du portrait qu'il en trace. Ces peuples ont, comme les Tongouses, « le visage plat, rond et large, de grosses lèvres retroussées, le nez large et ouvert, peu de barbe, les cheveux noirs et rudes. La plupart sont plutôt petits que de taille moyenne, bien proportionnés, plus trapus et plus gros que les Ostiaks ; ils sont plus sauvages et plus remuants que ceux-ci. »

Les Samoïèdes sont originaires des contrées voisines de l'Altaï oriental ; leurs traditions et leur langue les rattachent à l'Asie centrale et mongole. Il reste vers le haut pays, ou côté du Sayan, des peuplades de même langue, qu'il serait intéressant de pouvoir comparer avec leurs colonies nomades et ichthyophages des côtes septentrionales.

Esquimaux. Quant aux Esquimaux, leurs principales et leurs plus nombreuses tribus appartiennent au continent américain ; mais, comme elles se distinguent des autres peuples de ce continent et se rattachent très-directement à des tribus de l'Asie boréale et orientale, c'est ici et à propos du type mongol que nous devons en faire mention. La tête osseuse prend chez les Esquimaux une forme pyramidale plus prononcée que chez les Mongols de la haute Asie, ce qui dépend du rétrécissement latéral du crâne, l'écart des pommettes demeurant considérable. C'est là un signe de dégradation en rapport avec la grande infériorité morale et sociale de ces misérables nomades. Les yeux sont noirs, petits, dépourvus de vivacité, ou d'une expression sauvage. Crantz nous dit que les Esquimaux du Groënland ont le nez peu saillant, la bouche petite, avec la lèvre inférieure plus épaisse que la supérieure. Chez les Esquimaux du continent, Charlevoix signale une barbe épaisse, couvrant presque toute la face. Les cheveux sont ordinairement noirs, mais quelquefois blonds et toujours longs, grossiers, en désordre; le teint est clair. Il y a ici, à l'inverse de ce que nous avons vu chez les Samoïèdes et les Lapons, des formes trapues, une certaine disposition à l'obésité. La taille ne dépasse guère un mètre et demi.

Tout indique chez les Esquimaux des peuples d'origine asiatique, plus dégradés que leurs ancêtres. Nous trouvons sur la côte nord-est de la Sibérie et dans les îles Aleutiennes, des tribus moins sauvages et mieux douées que les précédentes, qui parlent des dialectes de la langue des Esquimaux. Parmi elles sont les Namollos, petits, comme ces derniers, offrant des traits analogues, mais s'en distinguant par des mœurs douces. A côté des Namollos, les Tschuktchis offrent tous les caractères des vrais Esquimaux, en partagent les mœurs, les superstitions, le dialecte, mais s'en distinguent par une taille plus élevée.

Je ne mentionnerai ici que pour mémoire les Kamschadales, peuple de type mongol, de mœurs grossières, et qui a plus d'un trait de ressemblance avec ses voisins du Nord. Plus au sud, dans les Kuriles et sur le continent voisin, une autre nation, très-différente des précédentes, réclame de nous une mention particulière : c'est le peuple des Ainos. Leur taille est petite, mais leur visage offre des traits assez réguliers aux yeux d'un Européen; leur système pileux est extraordinairement développé, la barbe tombe sur la poitrine; le cou, les bras, le dos, sont couverts de poils. C'est là un caractère tout exceptionnel, surtout chez les peuples de type mongol. Ce qu'il y a de remarquable encore, c'est que la langue des Ainos a des rapports frappants avec celle des Samoïèdes et avec celles de quelques peuplades du Caucase.

GROUPE SUD-ORIENTAL.

En descendant du plateau central et des régions septentrionales de l'Asie vers l'est et vers le sud, jusqu'à l'Océan, et passant jusqu'aux îles voisines, nous rencontrons d'heureuses et fertiles contrées, arrosées par de grands fleuves, et dont le sol, le climat, la découpure littorale, favorisent les établissements fixes, l'agriculture, la civilisation, les échanges, autant que la nature et le climat du haut pays et des plaines du nord se montrent contraires aux progrès de l'état social. Aussi la Chine, l'Indo-Chine et le Japon, sont-ils couverts d'une population nombreuse, en jouissance, depuis un grand nombre de siècles, de tout ce qui fait la prospérité matérielle des sociétés civilisées. Les arts industriels, l'agriculture, le commerce, la navigation, quelques arts de luxe, les lettres fleurissent dans ces contrées, d'ailleurs régulièrement gouvernées et administrées. Il y a là comme un monde à part, un monde qui s'est isolé, autant qu'il l'a pu, de nos civilisations occidentales, et qui semble s'être immobilisé depuis longtemps dans une prospérité que n'anime aucun principe de vie supérieur. Il semble que le génie du continent asiatique et des races qui ont reçu son empreinte matérielle fasse là son effort suprême.

Les peuples du groupe sud-oriental sont empreints d'un type mongol parfaitement caractérisé, mais qui s'est adouci à tous égards sous l'action d'un beau ciel, d'un sol prodigue de ses biens, et d'une condition sociale très-supérieure à celle des peuples nomades. C'est là ce que nous offrent à divers degrés les Coréens, les Chinois, les Japonais et les peuples du sud, jusqu'aux bouches du Brahmapoure et du Gange. Les Coréens tiennent encore aux races nomades par leur langue, tandis qu'ils sont Chinois par leur physionomie, c'est-à-dire par les nombreux exemples qu'on rencontre chez eux de figures qui se rapprochent plus ou moins du type caucasique. L'obliquité et le peu d'ouverture de la fente palpébrale, l'évasement du nez à sa racine, l'aplatissement du front et de la région sous-orbitaire, la saillie des pommettes, la grosseur des lèvres, la roideur des cheveux, la rareté de la barbe, la teinte jaunâtre de la peau, sont encore chez tous ces peuples le fait général ; mais on voit souvent des profils européens, des pommettes effacées, des yeux ouverts et horizontaux, de beaux cheveux, un teint rosé. Dans la Corée, ces déviations du type mongol sont assez communes pour avoir donné à Siebold l'idée d'admettre dans cette presqu'île deux races distinctes, supposition que la distribution des deux types dans les mêmes familles contredit évidemment. Du reste, Pallas avait déjà signalé, vers le nord de la Chine, des femmes dont les traits, les cheveux, le teint, se rapprocheraient de ce que nous voyons en Europe, et Abel de Rémusat cite des faits analogues dans les provinces du centre. Au Japon, il paraît aussi que le type mongol, bien caractérisé dans l'intérieur des îles, chez les agriculteurs, se modifie beaucoup chez les pêcheurs et les marins des côtes. Ceux-ci sont des hommes petits, vigoureux, agiles, aux mâchoires saillantes, aux grosses lèvres, avec un nez petit, déprimé à sa racine, mais à profil arqué ; enfin leur chevelure a quelque disposition à devenir crépue, déviation inverse de celle que nous signalions tout à l'heure.

Les peuples de la péninsule indo-chinoise fourmillent aussi d'exceptions au type régnant, et les traits de ce type se rencontrent même assez rarement tous chez le même individu. On signale, chez ces peuples, le médiocre développement et surtout le peu d'énergie des muscles, en même temps que des habitudes d'oisiveté portées très-loin. Une taille carrée, des membres gros, une main assez forte, distinguent les Indo-Chinois des Indous, leurs voisins. Leur bassin est très-large. Les cheveux conservent la rudesse qu'ils offrent dans l'ensemble du type mongol. On remarque, dans tout ce groupe de nations, plus d'adresse que de force, une grande aptitude pour les ouvrages d'une exécution délicate.

III.

TYPE ÉTHIOPIEN.

Transportons-nous maintenant sur le continent africain, sur cette masse compacte, vaste péninsule de l'ancien monde, qui, placée entre trois mers, ne se laisse pénétrer par aucune d'elles, et présente au ciel brûlant de la zone torride et des latitudes voisines quelques terres médiocrement arrosées qu'isolent d'immenses déserts. En nous éloignant de la Méditerranée et de la vallée du Nil, habitée, comme nous l'avons vu, par des familles du type caucasien, nous rencontrons ce troisième type général, si différent des deux autres, si caractérisé, et qu'on a désigné sous le nom de type *éthiopien;* c'est celui des races nègres.

Le nègre a le crâne allongé, étroit, surtout aux tempes. L'os de la mâchoire supérieure se projette en avant de manière que, la tête étant vue d'en haut, la partie de cette mâchoire qui porte les dents dépasse la ligne frontale. Les branches de ce même os qui montent en laissant entre elles l'ouverture des fosses nasales, se trouvent très-écartées inférieurement et rapprochées au contraire supérieurement, au point de gêner le développement des os du nez, lesquels sont aussi remontés et aussi médiocres cette fois qu'ils étaient allongés dans les beaux exemplaires du type caucasien. J'insiste sur ces dispositions ostéologiques, parce que c'est d'elles que dérivent les traits les plus frappants de la physionomie nègre, c'est-à-dire le peu de saillie du nez dans sa partie osseuse, son épatement à l'endroit des narines, enfin la direction des dents, qui, de verticale, devient inclinée, en soulevant la lèvre supérieure. Celle-ci, aussi bien que l'inférieure, présente en outre un excès de volume qui rappelle celui que nous remarquons chez beaucoup d'individus de notre type d'une constitution très-lymphatique. Un œil bien découvert, à iris brun, à sclérotique jaunâtre, une peau très-colorée, des cheveux noirs, courts, crépus, feutrés comme des poils laineux, achèvent de caractériser la physionomie du nègre. Ajoutons encore que le bassin, et en général le tronc, ont moins de largeur chez celui-ci que chez nous, que ses bras sont proportionnellement un peu plus longs que les nôtres, que ses jambes offrent une courbure assez sensible, avec le mollet haut et aplati. Enfin on signale chez les peuples de ce type la fraîcheur habituelle de la peau, une odeur particulière de la sueur, et des parasites spéciaux.

Quant aux faits moraux qui correspondent à cet ensemble de caractères physiques, j'avoue que, tout bien examiné, aucun de ces faits ne me paraît ni assez constant, ni assez exclusivement propre aux races nègres pour leur être attribué d'une manière spéciale. L'infériorité intellectuelle du nègre et son défaut d'initiative sont des faits relatifs, vrais à différents degrés, mais ni plus vrais ni plus frappants que l'infériorité intellectuelle et le défaut d'initiative de tout peuple ou de toute classe qui vivent encore sous la pression des premiers besoins de la vie animale, surtout quand la nature, plus puissante encore que l'homme, le domine, et tenant en éveil ses appétits, endort ses plus nobles facultés ; c'est là ce qui a lieu sous les feux des tropiques. Le nègre est un enfant insouciant, impressionnable, mobile, sensible aux bons traitements, capable de se dévouer, et qui sait en même temps haïr et se venger cruellement. Socialement il ne s'élève guère par lui-même au-dessus de la vie de tribu, ce qui lui est commun avec bien d'autres. En religion, il pousse la superstition jusqu'au fétichisme; mais on aurait tort de croire que toutes ses notions et toutes ses pratiques religieuses s'arrêtent aux animaux et aux objets inanimés dont il se fait des dieux. Il est reconnu qu'au-dessus de ceux-ci, les nègres placent et invoquent assez généralement une divinité suprême; et, à vrai dire, leurs fétiches occupent dans leur pensée la même place que les amulettes, les talismans, et que sais-je encore? conservent dans les superstitions de tous les peuples du monde, sans en excepter, à notre confusion, ceux qui font profession de croire au Dieu de l'Évangile (1).

Comme les autres types, celui que nous venons de caractériser a ses variantes, et il en a de nombreuses, ou plutôt le type nègre se réalise à des degrés très-différents au sein de la population qui en porte l'empreinte.

En Égypte, nous avons déjà rencontré dans les Coptes, débris de l'antique population de cette première terre africaine, quelques traits qui contrastent avec ceux des nations de l'Europe, et

---

(1) Au témoignage des missionnaires catholiques et protestants, on peut ajouter sur ce point celui de l'Africain converti, Chistian Prottens, cité par M. Prichard, t. I, p. 313.

surtout avec ceux des Arabes. En voyant ces hommes à visage plein et un peu bouffi, à grosses lèvres, à cheveux très-frisés, à teint brun, Volney a pu les comparer, sinon à des nègres, du moins à une race de mulâtres; et un autre auteur, M. Ledyard, a pu soupçonner, comme il le dit, qu'il avait sous les yeux la première ébauche d'un type nouveau (1). Cette ébauche se retrouve tantôt plus, tantôt moins caractérisée chez les Nubiens. Ceux de la vallée du Nil, et notamment les Barabras, reproduisent d'une manière frappante la physionomie copte, et les voyageurs reconnaissent celle ci chez le peuple indigène du Kordofan;; mais déjà ici, selon la remarque de M. d'Escayrac, la tête se rétrécit aux tempes, et s'allonge à l'occiput. On rencontre la même physionomie générale, quoique modifiée, dans cet ensemble de tribus plus ou moins barbares répandues sur les côtes nubiennes de la mer Rouge, et que quelques ethnographes comprennent sous le nom de famille *troglodyte*.

En traversant le Senaar, laissant l'Abyssinie à gauche, et gagnant cette partie de l'Afrique centrale qu'arrose le Nil-Blanc, nous rencontrons

(1) Ledyard's *Beobachtungen, in den Berichten der afrikanischen Gesellschaft.*

une population très-divisée qui nous offre un crâne long et étroit, un nez large, surtout aux narines, des lèvres renversées en dehors, une chevelure laineuse, des bras très-longs, des jambes peu musclées, en un mot le type nègre assez complétement réalisé. C'est sous ces traits que M. d'Escayrac nous dépeint les habitants d'un plateau situé au sud du Kordorfan, et ce sont aussi là, plus ou moins, les caractères physiques des nègres du Shilouk, dit Bérat, de tout le pays arrosé par le Nil-Blanc et ses divers affluents, contrées d'où proviennent, en majeure partie, les esclaves noirs transportés en Égypte. A partir de cette région, nous suivons le type éthiopien dans les deux directions de l'Est et de l'Ouest, et nous le voyons subir de nombreuses modifications, soit dans le sens de son exagération, soit dans celui d'un retour vers le type caucasique.

Races du Soudan et de la Sénégambie. A l'ouest, du Darfour à l'océan Atlantique, nous parcourons d'abord une zone de nations que le mahométisme a arrachées à la vie sauvage, et qu'il a plus ou moins initiées à la civilisation. Nous constatons un rapport frappant entre l'état social de ces peuples et leurs caractères physiques. Dans le Soudan comme dans la Sénégambie, le type nègre se proportionne à l'état inculte ou civilisé et au genre de vie de la population. Il est bien prononcé dans le royaume de Bornou, l'un des grands États les moins avancés de cette région ; il l'est plus encore chez les farouches habitants des montagnes du Mandara. Les Mandingues et les Jolofs, peuples industrieux et agricoles, ne conservent, au contraire, du type nègre, que des lèvres un peu fortes, des cheveux laineux, et la couleur de la peau, qui même est du plus beau noir chez les Jolofs. Les Peuls ou Poules, Fouhlas du Sénégal, et les Fellatas du Soudan, qui appartiennent à une même race, pourraient aussi fournir d'intéressants exemples de l'inconstance des types, s'il était bien prouvé que les tribus peules à cheveux frisés et à traits plus ou moins africains ne sont pas mêlées de sang nègre. M. d'Eichthal a fait ressortir avec beaucoup de bonheur les caractères qui distinguent cette race de celles au milieu desquelles elle a étendu ses conquêtes ; mais peut-être a-t-il admis d'une manière trop absolue qu'elle n'avait rien d'africain. Nous avons vu le type nègre s'effacer d'une manière notable chez les autres peuples indigènes du Sénégal : chez les Fouhlas, il se transforme encore davantage ; les cheveux tendent à devenir lisses, la peau s'éclaircit en prenant une teinte rougeâtre ; en un mot, le retour à des formes supérieures fait un pas de plus; c'est ce qui ressort de plus incontestable des différences que nous venons de rappeler (1).

Races guinéennes. On sait, ne fût-ce, hélas! que par l'histoire de la traite des noirs, on sait que la Guinée nourrit une multitude de peuplades nègres, les unes sauvages et toujours guerroyantes, les autres parvenues à divers degrés de civilisation. La Guinée est le pays nègre par excellence. C'est ici que le type, tel que nous l'avons caractérisé, le vrai type éthiopien, atteint tout son développement. Mais il ne s'ensuit pas que tous les habitants de cette région, si distante de notre point de départ, soient jetés dans le même moule. L'empreinte est ici plus générale qu'ailleurs, et elle est aussi plus complète et plus profonde; mais il s'en faut qu'elle ait partout la même intensité, il s'en faut même que les tendances vers d'autres types manquent toujours.

En dépit des frontières, nous prendrons nos premiers exemples de nègres guinéens sur les bords

(1) Quant à la parenté que M. d'Eichthal admet entre les Foublas et les Polynésiens, je suis très-disposé à l'accepter, mais moins comme fait spécial que dans le sens général qui ressort du travail de notre savant ethnographe sur l'histoire primitive des races océaniennes, et qui rattache les Polynésiens aux nations camites (*Bulletin de la Soc. ethnol.*, t. I et II). Nous verrons que M. de Froberville a retrouvé, de son côté, les nègres océaniens parmi les types nègres de l'Afrique orientale.

du Casamianca, au sud de la Gambie. Là vit au milieu des bois, un peuple dont les traits rappellent, dit-on, par leur régularité, ceux des Indous; ce sont les Féloupes. A peu de distance, les Papels et les Balantes nous offrent au contraire une exagération du type nègre, et, en face du rivage qu'ils habitent, les Bissagos, groupés sous plusieurs chefs dans un petit archipel, n'auraient, au rapport de Durand, ni le nez écrasé ni les grosses lèvres de leurs voisins. Les Tymanis, plus policés que les précédents, païens comme eux, mais vivant plus avant dans les terres, sont au nombre des nègres les mieux faits, et contrastent sous ce rapport avec les peuplades du littoral, qu'ils auraient, dit-on, chassées devant eux en conquérants venus de l'intérieur du continent.

Les nombreux petits États de la côte d'Or nous offriraient des exemples semblables à ceux que nous venons de citer. Ici cependant on remarque une race prédominante, dont les autres sont sujettes ou tributaires; cette race est celle des Ashantis. Tandis que les Fantis, branche du même tronc, se distinguent par leur développement musculaire joint à un visage assez saillant et à tous les caractères typiques du crâne éthiopien, les Ashantis auraient, au rapport de Bodwich, les traits du type caucasien. A cet égard, du reste, les classes supérieures se distinguent très-avantageusement de la multitude. Les Ashantis se rattachent néanmoins au type nègre par les caractères de leur tête osseuse : ils ont la mâchoire supérieure ostensiblement projetée en avant, le front proportionnellement étroit, et sur un crâne dont M. Prichard donne le dessin, nous voyons les grandes ailes du sphénoïde s'arrêter avant d'atteindre les pariétaux, dont le temporal les sépare. En échange, ce dernier caractère des crânes africains manque sur plusieurs des dessins que je trouve dans les décades de Blumenbach, et notamment sur des crânes de nègres de Guinée.

Les naturels de la côte des Esclaves ont généralement tous les traits du type éthiopien, et plusieurs tribus semblent en représenter l'extrême développement. Le portrait du nègre qui a fourni à M. d'Avezac les matériaux de son intéressant travail sur les *Yebous* offre un trait remarquable, c'est la division longitudinale du front en trois zones saillantes, par suite d'un renflement des deux temporaux. Ces Yebous sont païens et pratiquent la circoncision ; ils s'adonnent à l'agriculture, à plusieurs industries, au commerce ; leurs mœurs et leur culte contrastent avec ce qu'on raconte de l'état social et religieux de leurs malheureux voisins du royaume de Dahomey. Les nègres de Benin sont encore au nombre des plus caractérisés de toute la Guinée. M. Prichard, qui a eu l'occasion de voir dans la collection de M. Coates le crâne d'un de ces noirs (connus aux colonies sous le nom d'Ibos), ne l'a trouvé ni plus épais ni plus pesant que la majeure partie des crânes européens ; il l'a même trouvé plus léger que celui d'un Gypsie, de la même collection.

Nègres du Congo. Passons la ligne, nous arrivons, en suivant la côte ouest de l'Afrique, aux races du Congo. Ici nous retrouvons la physionomie nègre, mais modifiée. Le changement qu'elle subit cette fois est plutôt dans le sens mongole que dans le sens européen; il nous prépare un peu au type mixte des tribus nomades du plateau de l'Afrique australe. Chez les populations du Loango, d'Angola et du Benguela, la tête éthiopienne, tout en gardant ses caractères fondamentaux, son prognatisme, commence à s'élargir aux pommettes et à la région des orbites; en s'élargissant, elle s'aplatit au bas du front, à la naissance du nez, et prend, des tempes au vertex, un peu de la forme pyramidale, conséquence d'un grand développement latéral de l'arcade zygomatique. La partie supérieure du crâne est aussi plus arrondie et moins étroite que chez le nègre de Guinée.

Hottentots. Arrivés à l'extrémité du continent africain, nous rencontrons enfin des peuples nomades chez lesquels les caractères mongols tendent à prévaloir sur ceux du nègre : ce sont les Hottentots, ou comme ils se nomment eux-mêmes, les Quaiquäs. Leurs tribus descendaient jadis jusqu'au cap de Bonne-Espérance, et beaucoup de noms de lieux qui appartiennent à leurs idiomes prouvent qu'elles occupaient, à l'est, le pays des Cafres bechuanas et amakosas. Refoulés de ces deux points vers le plateau sud-ouest, c'est là que nous trouvons aujourd'hui les malheureux restes d'une race jadis nombreuse et vraisemblablement moins dégradée qu'elle ne l'est maintenant. Le plus misérable d'entre les rameaux de cette souche est celui des Saabs, ou Houzouanas, ou Buschmans, Bosjemens (hommes des buissons), habitants d'un pays aride situé à la limite de la colonie du Cap et du pays cafre. C'est à ce rameau qu'appartenait la fameuse Vénus hottentote, morte à Paris en 1815, et sur laquelle G. Cuvier a publié une notice très-détaillée. Aux Buschmans, dépossédés de leurs troupeaux, et réduits à vivre de déprédations et de quelques mauvais produits du sol, opposons les Coranas, leurs mortels et redoutables ennemis, qui, possesseurs d'un bétail nombreux, promènent leurs bœufs et leurs brebis de station en station le long du cours supérieur du fleuve Orange et de ses affluents; puis les Namaquas, qui errent avec leurs troupeaux sur les rives du même fleuve, à l'ouest. Les Coranas et les Namaquas nous offrent le véritable type physique et moral qu'on peut appeler Hottentot. Les Boschimans s'écartent à plusieurs égards de ce type, et en représentent une modification spéciale, différence qui concorde avec celles du genre de vie et avec celle du langage, car les Hottentots proprement dits et les Boschimans s'entendent difficilement.

Le Hottentot a la tête plus longue encore que le nègre, et cet excès portant sur la région occipitale, celle-ci étant en même temps assez abaissée, son articulation avec le cou se trouve reportée un peu en avant et dans la position la plus favorable à l'équilibre. Les tempes sont aussi plus redressées et le front plus bombé que dans le vrai type éthiopien. Des pommettes très-saillantes n'en donnent pas moins à la tête vue de face cette forme un peu losangique qui nous frappe chez un Kalmouk ; mais, chez le Hottentot, l'angle supérieur du losange est très-ouvert et tronqué à son sommet, tandis que celui qui se termine au menton est, au contraire, beaucoup plus fermé que dans les races mongoles. Des joues très-relevées allongent et remontent sensiblement la partie externe des paupières. Le nez est large à sa racine, étalé à son extrémité inférieure, et la largeur de la cloison des narines rejette celles-ci très en dehors. Quant aux dents incisives, elles sont peu inclinées, et les lèvres n'ont rien de très-exagéré. Les cheveux sont courts et laineux, le teint est d'un fauve un peu rougeâtre, l'iris brun clair, couleurs significatives lorsqu'on les rapproche de la latitude de l'Afrique australe et surtout de la hauteur du pays sur lequel errent, depuis des siècles, ces tribus de souche éthiopienne. Le Hottentot nomade et pasteur est d'une taille avantageuse et bien proportionnée; son naturel est doux, bienveillant, ouvert, mais apathique.

Les Boschimans, sans troupeaux et menant une vie précaire, se nourrissant de chasse, et réduits souvent à des racines, à des insectes ou des reptiles, sont de petits hommes, à membres grêles, chez qui les traits mongoles se prononcent jusqu'à une extrême laideur; les tempes s'inclinent et font ressortir la saillie des pommettes, les yeux s'étirent, le nez s'épate, les dents s'avancent, et les lèvres se développent et font la moue bien plus que chez le Hottentot; ici néanmoins le menton s'efface, au lieu de s'avancer; les cheveux sont laineux mais peu abondants, et distribués par petites mèches tordues; en général, les Boschimans sont les moins velus de tous les hommes. Quant à leur caractère, il est, comme leur regard l'annonce, défiant et rusé; leur intelligence est éveillée par le besoin. On ne peut se dissimuler enfin, quand on compare les Hottentots aux Boschimans, que les différences qui les distinguent ne soient précisément celles qui doivent distinguer des peuples qui tirent des ressources assurées de leurs troupeaux et qui sont rarement soumis à des privations, d'autres peuples sans moyens réguliers d'existence, et qui ont pris l'habitude d'une vie aventureuse.

On a signalé chez les races hottentotes et boschimans, comme d'une haute valeur, trois caractères que nous devons encore rappeler : le premier est la perforation de la fosse olécrânienne de l'humérus ; on l'a aussi retrouvée chez les Guanches de Ténériffe, et ce n'est pas plus un fait constant qu'un caractère propre aux peuples dont il s'agit. Les loupes graisseuses, qui altèrent si fort la tournure des femmes buschmanes, non-seulement ne se rencontrent pas plus fréquemment chez elles que chez les Hottentotes, mais on en retrouve des exemples jusque chez des peuples de la côte de Mozambique. Parmi les autres détails rapportés dans la notice de Cuvier sur la Vénus hottentote, il n'en est aucun, quelque singulier qu'il soit, qui ne se résolve en dernière analyse dans un simple fait de développement, exagéré sans doute, mais dont les premiers degrés se retrouvent ailleurs, et notamment dans toutes les races africaines.

Somme toute, celles que nous venons de caractériser, et qui, au premier abord, semblent s'écarter du type nègre au point de constituer un type spécial, les races hottentotes, en un mot, ne sont, à vrai dire, que des races camites qui, à l'extrémité du continent, ont subi plus ou moins des modifications analogues à celles qui composent le caractère des peuples nomades de la haute Asie. Mais, au fond, le cachet de l'Afrique est celui qui prédomine et dans les formes de la tête, et dans les traits du visage, et dans les caractères des cheveux.

Revenons maintenant à cette région voisine des sources du Nil, d'où nous sommes partis pour suivre le développement occidental du type nègre, et cette fois parcourons les côtes orientales du continent africain. Ici nous nous éloignons moins du point de départ, qui est aussi le point de contact des nations sémites et des nations camites.

Gallas. Au sud de l'Abyssinie et jusqu'à l'équateur, peut être encore au delà, l'Afrique orientale est habitée par la race nomade et guerrière des Gallas, qui, d'après ses propres traditions, serait venue d'une région plus méridionale. Ces Gallas, groupés en tribus nombreuses et indépendantes, la plupart encore païennes, sont des nègres, mais différents à plusieurs égards de ceux de l'ouest. Ils ont le nez déprimé à sa racine, court et large mais droit, les yeux petits et enfoncés, les lèvres médiocrement épaisses ; ils sont de grande taille et d'une certaine corpulence. Leurs cheveux sont très-frisés, mais abondants. Évidemment nous retrouvons encore chez eux quelque chose des types copte et nubien ; plus, ces yeux enfoncés que M. d'Abbadie fait entrer dans sa description des Nubiens de Souakin, et qui se remarquent chez les Arabes ; sous ce double rapport, et quelqu'ait été leur précédent établissement, les Gallas se rattachent aux nations de l'Afrique orientale, et présentent un premier exemple du développement modéré et spécial que le type éthiopien va nous offrir dans toute cette région.

Les *Somaulis*, habitants des côtes entre le cap Gardafuy et la ligne, nous sont représentés par M. d'Abbadie comme des noirs à grosses lèvres, à cheveux frisés mais abondants, offrant d'ailleurs d'assez belles formes. Plus civilisés que les Gallas, ils ont aussi des traits plus réguliers ; du reste les peuplades qu'on rencontre des rives de la mer Rouge à la côte de Zanguebar présentent, à des degrés assez différents, la couleur et la physionomie africaine.

Mozambiques. Au sud de l'équateur, cette physionomie se prononce encore davantage. Là M. de Froberville nous signale l'existence de trois groupes ostro-nègres échelonnés de la ligne aux frontières de la Cafrerie ; tous trois se rattachent à des types qui existent ailleurs dans tout leur développement. L'un d'eux rappelle d'une manière frappante les nègres que nous rencontrerons bien loin de cette région, dans l'Océanie ; le second reproduit, plus ou moins dans l'Afrique orientale, les types du Congo, et même ceux de la Guinée ; le troisième se ressent du voisinage des Cafres.

On avait déjà signalé les rapports des noirs de Mozambique avec les vrais nègres d'une part, et avec les Cafres de l'autre. Chez les tribus sauvages, qui rappellent celles de la côte de Guinée, la tête semble atteindre un degré de prognatisme moins prononcé que sur la côte occidentale, et le front a plus de développement ; tel est le peuple des Makuas. Plus au sud, nous passons graduellement et sous le rapport des traits, et sous celui des idiomes, aux tribus de la Cafrerie proprement dite, et ce sont même des peuples mozambiques qui ont reçu les premiers ce nom de Kafirs, dont nous avons fait Cafres, et qui signifie infidèles. Les cheveux, dans cette race de transition, sont plutôt frisés que laineux et peuvent être natés.

Cafres. On réunit sous ce nom un assez grand nombre de peuplades qui appartiennent encore, à différents degrés, au type nègre, mais avec des modifications particulières. Quelques-unes des plus septentrionales et voisines de la côte offrent, d'une manière frappante, les caractères de ce type ; elles sont dans un état social inférieur, et représentent à tous égards un peuple subjugué et déchu. Les Amazulas, qui les ont vaincues, se distinguent, au contraire, non-seulement par leur belle taille, mais par un caractère de physionomie plus régulier et qui s'éloigne à quelques égards des traits éthiopiens, quoique Owen qualifie ces Cafres de beaux nègres, expression qu'il ne faut prendre ici que dans un sens très-général. Ce nom conviendrait moins encore aux Bechuanas, et en général aux tribus de l'intérieur.

Les Cafres sont plus ou moins nomades et guerriers. Ils forment quelques nations assez nombreuses, cultivent un peu la terre, mais vivent surtout de leurs troupeaux. Quoique demi-nomades, quoique leurs villes ne soient que de grands camps, qu'ils quittent ou déplacent avec beaucoup de facilité, on les trouve initiés à plusieurs arts industriels; ils fabriquent des poteries, travaillent le cuivre et le fer. Ils ont la notion d'un Dieu suprême, celle de l'immortalité de l'âme, et joignent à cela des superstitions qui rappellent un peu celles de l'Égypte, sacrifiant par crainte aux grands animaux, à l'éléphant, au bœuf, ou plutôt aux esprits, qu'ils croient exister en eux. Les traits des Cafres sont une combinaison de ceux des nègres avec ceux des races caucasiques, et avec les traits mongols des Hottentots; c'est-à-dire que la physionomie cafre est supérieure à la fois à celle des nègres proprements dits, et à celle de leurs voisins de l'ouest; les plus civilisés sont en même temps ceux qui physiquement s'éloignent le moins de notre type.

Résumons-nous.

1. Au nord de l'équateur, les races africaines, en s'éloignant de la Nubie, atteignent, par une dégradation plus ou moins rapide, tout l'ensemble du type nègre le plus prononcé, mais ne vont pas au delà du prognathisme de la face, du rétrécissement du crâne et des traits qui s'y rattachent. Au sud de la ligne, ce même type subit une modification qui ajoute aux traits éthiopiens quelques traits mongols, surtout l'élévation et l'écartement latéral des pommettes qui diminue l'angle externe de l'œil, et finit par le rendre plus élevé que l'interne.

2. Le plus haut développement du type nègre se montre à l'ouest, sur la côte de Guinée, partie du continent africain la plus éloignée du point de départ pour l'hémisphère nord. C'est également sur la côte occidentale, et en tout cas à l'extrémité sud de l'Afrique et sur les terres élevées de cette région, que la modification mongole du type nègre arrive à son dernier terme. A l'est, les races sus et sous-équatoriales se dégradent beaucoup moins.

3. En général, le développement du type est moins rapide et moins complet dans l'intérieur des

terres que sur les rivages de la mer, qui, en Afrique, isolent plus qu'ils ne mêlent les populations. Ce développement porte tous les caractères d'une dégradation ; il s'arrête ou même il rétrograde partout où des relations plus faciles et le grand courant des migrations amènent des mélanges.

4. Pour le type nègre, on remarque un rapport assez constant entre l'état social, le genre de vie, les aptitudes d'une part, et le développement de ce type. Quant à la modification mongole du sud, elle coïncide avec une vie plus ou moins nomade, partagée entre la guerre et le soin des troupeaux, sur un plateau d'une fertilité très-inégale.

5. Rappelons enfin qu'au sein des tribus les moins éloignées du type caucasique, au milieu des peuples de la Nubie, du Soudan, de la Sénégambie, et dans le sein des nations cafres, on rencontre un certain nombre d'individus qui, sans mélange de sang étranger, représentent isolément le type nègre le plus caractérisé.

Après avoir pris note de ces observations générales, passons à d'autres types moins accentués que les précédents.

IV.

TYPES OCÉANIENS.

A l'Asie indo-chinoise se rattache de la manière la plus directe une population nombreuse qui, de la presqu'île de Malaca, s'est répandue dans toutes les grandes et petites îles de la mer des Indes jusqu'à la région polynésienne et au voisinage de l'Australie, occupant le vaste district maritime qui a reçu de M. Lesson le nom de *Malaisie*, et quelques archipels voisins, notamment celui des Carolines. Les Malais ne sont pas les seuls ni même, semble-t-il, les plus anciens habitants de ce district; ils paraissent l'avoir conquis sur des races refoulées aujourd'hui dans les montagnes et que nous retrouverons encore ailleurs.

1. *Malais.* Le type malais dérive évidemment du type chinois ou du moins en reproduit les traits principaux. C'est ce qu'on voit d'abord pour les crânes, qui ont la largeur, l'aplatissement antérieur des crânes mongols, leurs os malaires écartés, etc., mais avec un prognathisme plus ou moins sensible. L'obliquité de la fente palpébrale se retrouve ici; le nez est plus ou moins large, les lèvres grosses et saillantes; le front, généralement assez haut, est un peu en saillie au-des-

sus des yeux. Les Malais sont de petite taille, mais bien faits, robustes, avec des membres qui rappellent plus les formes des Indous que celle des Chinois. Ils ont le teint d'un jaune plus ou moins bruni, chez les personnes exposées aux intempéries, et qui pâlit jusqu'au blanc européen chez les femmes qui passent leur vie à l'abri du soleil. Les cheveux ont la roideur et les teintes noires qu'ils offrent dans les races de la haute Asie ; rarement sont-ils d'une autre couleur que le noir. L'industrie des Malais, leur activité commerciale les a fait nommer les Phéniciens de l'Océanie.

2. *Polynésiens.* Les habitants des nombreuses îles de la Polynésie parlent des langues de la même famille que celles de la Malaisie, et cependant nous ne retrouvons plus chez eux les caractères physiques des Malais proprement dits ; il y a même entre les Polynésiens une assez grande variété sous ce rapport, et il paraît difficile d'indiquer un type polynésien. Cependant M. Lesson nous donne les Taïtiens comme les représentants de ce qu'il y a de plus général dans la caractéristique de ces peuples frères. Soit qu'on considère les crânes, soit qu'on ait égard à la tête revêtue des parties molles, nous trouvons ici de beaux traits, un beau développement du front, en un mot, ce qui distingue le type européen ; si ce n'est que la face serait proportion-

nellement un peu forte, le nez un peu large, la mâchoire supérieure et les lèvres sensiblement saillantes, comparés aux beaux exemplaires de la variété caucasique.

Les insulaires des Marquises, avec les Taïtiens, sont les mieux partagés pour tout l'ensemble des caractères physiques. Les uns et les autres sont grands, bien faits, d'une physionomie agréable; celle des Taïtiens est, au rapport de M. Lesson, empreinte d'une grande douceur. La peau est d'un brun olivâtre, peu foncé chez les femmes. Leurs cheveux sont le plus souvent noirs, quelquefois bruns ou même plus clairs, et même les enfants sont assez ordinairement blonds. Les habitants des Marquises portent, en général, la barbe très-longue.

Les Polynésiens de l'archipel d'Hawaii ou Sandwich ont des formes moins belles que les précédents. La coupe des yeux est plus mongole, le nez plus épaté, les lèvres plus saillantes et plus grosses, et, chez les grands, on remarque des cheveux courts et crépus, avec un teint assez foncé, même dès la naissance. On dirait que ces îles renferment deux races; car le peuple diffère des chefs par une taille petite et des formes grêles, aussi bien que par des cheveux lisses et un teint jaune.

Les habitants des îles Tonga sont de grande taille, plus robustes qu'élégants; mais ils ont des traits plus européens que les précédents; les nez romains ne sont pas rares chez eux, et les lèvres n'ont, en général, qu'une médiocre épaisseur. Leurs cheveux sont droits, grossiers, quelquefois frisés ou crépus.

Somme toute, les peuples qui, de l'ancien continent, leur patrie d'origine, se sont répandus d'abord dans les grandes îles dépendantes de ce continent, puis dans la région tout à fait maritime de l'océan Pacifique, peuples qui parlent des idiomes de même famille et auxquels il faut joindre les habitants de la Nouvelle-Zélande, nous offrent, dans leurs traits, un double caractère. D'une part, ils font retour du type mongol vers le type caucasien, sans toutefois atteindre celui-ci; puis ils mêlent souvent à leur physionomie quelque peu du prognathisme que nous avons vu chez les nègres d'Afrique, et que nous allons retrouver chez d'autres habitants de la Malaisie et chez ceux des terres australes.

3. *Nègres océaniens*. Depuis les îles Andaman, dans le golfe de Bengale, jusqu'aux premiers archipels polynésiens qui suivent, à l'est, la Nouvelle-Guinée, en comprenant la péninsule malaise, les Philippines, etc., on rencontre des peuplades noires, aux cheveux courts et laineux, au nez épaté, aux grosses lèvres, aux mâchoires

avancées, en un mot, aux traits nègres. En général, ces races prognathes vivent à l'état sauvage, dans les régions écartées et montagneuses. Une des Philippines en possède un nombre prédominant, qui lui a valu le nom d'île des Nègres. Si, par leur physionomie, les nègres pélagiens se rattachent aux races africaines, ils s'en séparent nettement par leurs langues, qui sont malaises et polynésiennes. Aucune tradition ne permet de remonter à l'origine de ces tribus, parmi lesquelles on observe beaucoup d'hommes de très-petite taille, et en général, des formes grêles. Mais rappelons-nous que parmi les nègres de l'Afrique orientale M. de Froberville a retrouvé le type des nègres océaniens. Les habitants à peu près détruits de la terre de Diemen appartiennent aussi à une variété nègre.

4. *Alfourous, Papous, Australiens.* Les grandes îles de l'océan Indien, la Nouvelle-Guinée, l'Australie, nous offrent encore des races assez différentes des précédentes et des Malais, mais qui se ressemblent par un prognathisme plus ou moins remarquable. Telle est d'abord la race des Alfourous ou Haraforus. Des pommettes saillantes, un nez épaté, des dents très-proclives, de gros yeux, des membres grêles, disproportionnellement longs, des cheveux longs, abondants, lisses, une barbe roide et épaisse, la peau d'un noir brun

sale : tels sont les détails du portrait que nous trace M. Lesson de quelques Alfourous de la Nouvelle-Guinée qu'il a pu observer. Des caractères assez analogues se retrouvent chez les habitants de la Nouvelle-Hollande, race misérable, dont Péron et Lesueur nous ont donné de bons spécimens. Mais, pour assurer que les Alfourous et les Australiens forment une même race, il faudrait tout au moins savoir si les divers peuples réunis sous ces dénominations parlent des idiomes de même origine.

Quant aux Papouas, à cette population singulière de la Nouvelle-Guinée et de quelques îles voisines, qui se fait remarquer par une énorme chevelure frisée, c'est une race mixte qui provient d'un croisement des Malais avec des nègres pélagiens, lesquels sont aussi désignés quelquefois, mais à tort, sous ce même nom de Papouas.

On voit que, si les Polynésiens nous offrent un retour du type extrême de la haute Asie vers le type moyen des peuples d'Europe, les peuplades inférieures de la Malaisie et de l'Australie rappellent, à divers degrés, les traits et les formes des Africains, et que quelques-unes poussent la ressemblance jusqu'aux caractères de la chevelure. Toutes ces races prognathes sont descendues à la condition sociale la plus misérable.

V.

TYPES AMÉRICAINS.

Il nous reste, pour achever la revue des principales variétés humaines, à jeter un coup d'œil sur celles que nous offrent le nouveau continent et les terres qui s'y rattachent. Déjà nous avons pénétré dans les contrées boréales de l'Amérique, en suivant, d'une rive à l'autre du détroit de Behring, les peuples de type mongol qui habitent ces hautes latitudes; déjà les Esquimaux nous ont introduits dans un monde différent du monde asiatique, et leur langue, sinon leurs traits, annonce une nouvelle famille de races. Avançons-nous maintenant sur les régions plus méridionales, et cherchons à saisir et la physionomie générale et les principales différences des races dites indigènes, de ces peuples aujourd'hui sauvages, réduits à la vie de tribu, dépossédés, refoulés par les émigrants européens, dont ils refusent la civilisation, et qui finiront par disparaître, après avoir connu jadis un état prospère, et en laissant le souvenir de plusieurs nations anciennement civilisées et florissantes sur cette terre qui ne demande qu'à prodiguer ses dons.

Il existe sans doute, entre les divers peuples des deux Amériques, des indices de ressemblance et de rapprochement qui composent le caractère général de la population du nouveau continent, comparée à celles des autres parties du monde; mais le premier regard jeté sur ces peuples n'aperçoit que leur diversité, je dis leur diversité physique, celle qui doit le plus nous occuper dans cette étude.

Type nord-américain. Les tribus qui, du Canada à la Louisiane, et des Alleghanys aux Montagnes Rocheuses, sont répandues dans les contrées voisines des lacs ou arrosées par le Missisipi et ses affluents, sont diverses par leurs langues et sous tous les autres rapports, mais nous offrent cependant un premier type de variété qu'on peut reconnaître à première vue, malgré ses modifications. La tête osseuse est un peu pyramidale par la direction des parois du crâne, à partir des arcades sourcilières en avant, des bosses pariétales sur les côtés, de la protubérance occipitale en arrière. L'occipital est aplati au-dessous de cette saillie, renflé latéralement. L'arcade zygomatique conserve un peu de l'excès d'écartement latéral qui frappe chez les peuples de type mongol. Les fosses nasales sont grandes, et tout y indique un large développement de la surface olfactive. L'arcade maxillaire supérieure est avancée, et toutefois les incisives n'ont pas de proclivité sensible. La mâchoire inférieure, assez forte, forme de ses deux branches non un angle prononcé, mais une courbe.

Un nez plus ou moins arqué, grand, saillant, est le trait le plus frappant de ces Indiens de l'Amérique septentrionale. Leurs yeux sont, en général, plus longuement que largement ouverts, et ne paraissent pas grands. Un teint généralement cuivré, des cheveux plats, noirs, quelquefois chatoyants, une barbe peu fournie, achèvent le portrait de ces hommes, désignés souvent par le nom de *Peaux-Rouges*. Parmi eux se distinguent les Cherokoës, de la confédération des Crecks, et dont on vante la stature avantageuse, l'expression martiale, la beauté dans les deux sexes. Sous l'influence du christianisme, le peuple que nous venons de nommer est entré dans une voie de développement où il a fait déjà de remarquables progrès. Plus au nord que lui, les Iroquois, les Algonquins, sont mis au rang des belles tribus de ce type. La plupart des Indiens de l'Amérique septentrionale sont demeurés réfractaires à la civilisation, et mènent une vie qui réduit chaque année leur nombre par la maladie, l'intempérance, les guerres acharnées, etc. Leur caractère est farouche, indépendant, morne, réfléchi, opiniâtre. Tout semble indiquer chez eux, d'accord avec leurs traditions et les nombreux tombeaux trouvés dans ces contrées, la décadence et comme le souvenir d'une ancienne prospérité et d'une puissance qui s'irrite encore de sa défaite. Ce ne sont pas, comme le croyait Châteaubriand, les qualités naïves du sauvage enfant qui s'élance vers l'avenir; ce sont plutôt les derniers efforts d'une énergie qui succombe.

On ne doit pas exagérer l'unité du type que nous venons de décrire. Cette unité laisse place à de nombreuses variations nationales et individuelles. Quelquefois, comme chez certaines tribus sioux, décrites par M. Catelin, le profil donné par le front et le nez est arqué au point de former une ligne semi-lunaire; d'autres fois nous rencontrons un nez à peu près droit (Cherokoës); d'autres fois encore, une face large, à joues rebondies. Puis les teintes de la peau offrent de nombreuses nuances entre le rouge-tuile et l'olivâtre; elles pâlissent même beaucoup dans les cantons élevés des montagnes, et les cheveux deviennent souvent alors châtains ou même d'un blond jaunâtre. Un fait de variation assez singulier est celui que nous signale M. Catelin pour les cheveux, chez les Mandans : beaucoup d'individus des deux sexes, les jeunes aussi bien que les vieux, offrent des cheveux d'un gris argenté, et, avec cette teinte, la chevelure prend un caractère de roideur et de grossièreté.

Au delà des Montagnes Rocheuses, nous retrouvons, dans le district de l'Orégon et plus au nord, des Indiens qui se rattachent à la grande famille de l'est, mais qui se montrent assez modifiés dans leurs formes et leurs teintes. Je ne parle pas de l'aplatissement de la tête, qu'on observe chez plusieurs de leurs tribus, et qui leur a valu le nom de *Têtes-Plates ;* c'est le résultat tout artificiel d'une compression exercée pendant la première enfance. Mais les traits, les formes, en général, prennent ici plus de rondeur et de masse, et en même temps le teint s'éclaircit proportionnellement à l'élévation de la latitude. Les peuples dont nous parlons jouissent d'un climat tempéré par les vents chauds et humides de l'océan Pacifique ; ils vivent de pêche, cultivent le sol, ont, en un mot, une vie plus sédentaire que les tribus de l'autre versant.

Californiens. Mais, plus au sud, dans la Californie, nous rencontrons un climat brûlant, et, sur plusieurs points, une terre aride, pierreuse, qu'un soleil ardent ne parvient qu'à dessécher : là les caractères physiques des habitants nous offrent un type nouveau. Un front bas, des yeux enfoncés, un nez court, déprimé à sa racine, élargi à sa base, des pommettes saillantes, une bouche assez grande, des lèvres épaisses, enfin une peau noirâtre avec des cheveux longs et plats, et quelque peu de barbe, composent une physionomie qui se rapproche et s'éloigne tour à tour du type éthiopien; c'est comme l'empreinte d'un climat africain sur une population qui en avait déjà reçu une autre. Les Californiens nous sont donnés comme une race affaissée, sans développement, sans énergie; elle offre surtout ce caractère de dégradation dans la Péninsule, et se montre sous de meilleures conditions physiques et morales au nord, dans la Nouvelle-Californie.

Races mexicaines. Une race venue des régions que nous venons de parcourir, et qui, dans une suite de migrations, a porté successivement les noms de Toltèques, de Chichimecas, d'Astèques; une race dont la langue a des affinités frappantes avec quelques-unes de celles des tribus de l'Orégon, s'est établie et a fondé jadis un empire puissant, une civilisation remarquable, sur les plateaux du Mexique. Aujourd'hui ce n'est plus qu'un débris, qui accuse les violences de la conquête espagnole. Ce pays était habité plus anciennement encore (car la première invasion toltèque ne remonte qu'au 7e siècle de notre ère) par d'autres races, d'autres peuples, les uns barbares, les autres ayant un certain degré de civilisation attesté par de nombreux monuments. On cite les Olmecas comme une nation civilisée de cette première époque, et les Othomis comme une peuplade barbare, remarquable par le caractère monosyllabique et les affinités indo-chinoises de sa langue, caractère qui indiquerait une origine asiatique. Il est bien difficile de retrouver la trace distincte des diverses populations qui se sont succédé ou qui ont eu simultanément leurs établissements dans les contrées limitrophes des deux Amériques; quelques-unes peut-être ont, comme le pensent plusieurs auteurs, peuplé le continent méridional et les Antilles, ce qui indiquerait le nord et l'ouest comme la route des migrations de toute l'antique population du Nouveau Monde. Ce qui reste de ces passages, de ces établissements, en un mot de ces nations barbares ou civilisées qui ont occupé le Mexique et la grande chaussée méridionale jetée d'un continent à l'autre, c'est un nombre assez limité d'indigènes, les uns sédentaires, habitant les villes ou cultivant le sol; d'autres, nomades et chasseurs indépendants.

Les Mexicains sont généralement d'une taille avantageuse, bien proportionnée; ils reproduisent assez bien, semble-t-il, le type des Indiens de l'Orégon. Les portraits des anciens Astèques nous offrent un front déprimé, qui rappelle les têtes plates obtenues artificiellement par les tribus du Nord pour exagérer, sans doute, une forme considérée par ces peuples comme un caractère de beauté. Les cheveux ont les mêmes couleurs et la même rudesse que chez la plupart des peuples mongols et américains, la barbe est peu abondante ; quant à la peau, elle offre une teinte olivâtre qui s'éclaircit beaucoup chez les femmes des villes. On assure qu'il n'est pas de nation chez laquelle on trouve moins de personnes contrefaites que chez les Mexicains. Les anciens Mexicains conservaient, au milieu de leur civilisation avancée, un caractère de cruauté qui se montrait dans leurs guerres et dans leurs cérémonies religieuses ; ceux d'aujourd'hui se montrent graves, taciturnes, attachés opiniâtrément à leurs coutumes.

Races brasilio-guaraniennes. L'immense plaine qui, du versant oriental des Andes péruviennes, s'étend jusqu'à l'océan Atlantique, arrosée par les deux grands fleuves de l'Orénoque et des Amazones, est peuplée par un groupe de peuples indigènes auquel M. d'Orbigny a donné le nom de race brasilio-guaranienne ; ce groupe comprend les Caraïbes, les Guaranis, les Tupis et les Botocudos. Les caractères de ces peuples sont donnés comme suit par l'auteur précité : « Couleur jaunâtre, taille moyenne, front non fuyant ; yeux souvent obliques, toujours relevés à l'angle extérieur. »

Ce type rappelle beaucoup le Mongol, et la ressemblance est surtout assez frappante chez les Botocudos et les Caribes ou Caraïbes. Le nez n'est plus celui des Américains du Nord; il est court, mais moins large et plus saillant que celui des Chinois. La barbe est rare.

Les Guaranis, répandus dans tout le Paraguay, ont été en partie convertis au christianisme ou plutôt baptisés, enseignés et civilisés par les missions des jésuites; cette partie de la famille brésilienne s'est montrée plus disciplinable que les autres.

Les Botoculos, au contraire, farouches anthropophages, ont résisté plus longtemps, et c'est très-récemment qu'on a pu arracher quelques-unes de leurs tribus à leur vie errante et à leurs mœurs sauvages : on connaît les singuliers ornements en bois que ces peuples s'implantaient dans la lèvre inférieure. M. Aug. Saint-Hilaire raconte que les Botocudos qui rencontrent des Chinois dans les ports du Brésil, frappés de leur ressemblance avec eux, les désignent comme leurs oncles.

Les Caribes ou Caraïbes, maîtres autrefois des petites Antilles, ne sont plus représentés que par des peuplades continentales, qui se trouvent surtout près des rives de l'Orénoque et dans la Guiane. Ceux des Antilles étaient cannibales, et leur nom était devenu synonyme d'anthropophages. Les Caribes sont, au dire de M. de Humboldt, les hommes les plus robustes et les plus grands du globe après les Patagons. On a longtemps cité les crânes caraïbes pour la singularité de leur forme; c'était encore ici le résultat d'une pression exercée dans l'enfance, coutume plus répandue qu'on ne le croit généralement, car elle existe même dans quelques-uns de nos départements, comme nous l'a montré M. Foville (1).

Race pampéenne. M. d'Orbigny a réuni sous ce nom de nombreuses tribus répandues à l'est de la grande Cordillère, depuis le Paraguay à la pointe du continent, les unes nomades, les autres stationnaires, et jusqu'à un certain point civilisées sous l'influence des missions. Des formes larges, massives, quelquefois athlétiques; une tête forte, ronde; un front peu développé, un nez un peu gros et épaté; une bouche grande, bordée de grosses lèvres; des yeux petits, avec l'angle palpébral un peu bridé en dehors, composent une physionomie typique assez générale chez ces nations. Cependant d'Azara nous peint les Abipones du Chaco comme se rapprochant du type européen, et offrant de beaux traits, un nez à peu près aquilin, des formes assez bien dessinées, en même temps qu'une nuance plus claire que la généralité des autres

(1) Voyez les singuliers exemples qu'en rapporte cet excellent observateur, dans son *Anatomie du système nerveux cérébro-spinal* (in-8°, avec atlas; Paris, 1844).

Pampéens. Parmi ceux-ci se distinguent les Patagons, nomades équestres des Pampas et des plaines arides, la plupart de haute stature, aux membres robustes, annonçant par leur physionomie un courage farouche, une indépendance de caractère, et des mœurs qui repoussent la civilisation ; tandis que, plus au nord, les Chiquitos, habitants d'un pays moins uni, plus arrosé et plus boisé, ont une vie plus sédentaire, un caractère sociable, et pratiquent le culte catholique. Leur bouche est mieux formée que celle des Patagons. Les habitants de la province de Moxos, vivant surtout de pêche, dans un pays plat souvent inondé, ont conservé plus de coutumes païennes et d'indépendance que leurs voisins les Chiquitos, et se rapprochent physiquement davantage des tribus des Pampas ; ils sont un peu plus grands et un peu moins informes de corps que les Chiquitéens. En un mot, cette race du sud varie, comme tous les autres, avec les conditions de vie que lui ont créées les différences du sol ; mais cette variation n'efface pas son type général.

Race ando-péruvienne. M. d'Orbigny établit cette race comme variété distincte, et la caractérise par la phrase suivante : « Couleur d'un brun olivâtre plus ou moins foncé, taille petite, front peu élevé ou fuyant ; yeux horizontaux, jamais bridés à leur angle externe. » Parmi les peuples de race ando-péruvienne, les uns habitent les hautes régions de la Cordillère, des plateaux de 3 ou 4,000 mètres d'élévation, ou les forêts des montagnes elles-mêmes; d'autres parcourent ou les pentes du versant oriental vers la Bolivie, ou les côtes et les îles jetées à la pointe du continent, comme des fragments détachés de celui-ci. Dans toutes ces stations, les Ando-Péruviens présentent, comme les précédents, mais avec des variantes particulières et à divers degrés, ce même caractère de prédominance des formes élargies, que nous avons déjà signalé chez les autres peuples de l'Amérique méridionale. Les Incas ou Quichuas et les Aymaras sont deux nations péruviennes remarquables par leur civilisation, et dont la première, conquérante de la seconde, doit peut-être à celle-ci une partie de son culte et de ses arts. Quoi qu'il en soit, ces deux nations, bien que distinctes par leurs idiomes, nous offrent la plus grande ressemblance physique et morale : mêmes coutumes, mêmes aptitudes intellectuelles, mêmes industries, même costume. Ce ne serait pas la première fois que le vainqueur devrait au vaincu son éducation morale et sociale; et d'ailleurs, selon toute probabilité, ici les origines étaient communes, quoique de dates différentes, comme pour nos races celtiques. « Les traits des Quichuas, nous dit M. d'Orbigny, sont bien caractérisés, et ne ressemblent en rien à ceux des nations de races pampéenne et brasilio-guaranienne ; c'est un type tout à fait distinct, qui ne se rapproche que des peuples mexicains. Leur tête est oblongue d'avant en arrière, un peu comprimée latéralement ; le front est légèrement bombé, court, fuyant un peu en arrière ; néanmoins le crâne est assez volumineux, et annonce un assez grand développement du cerveau. Leur face est généralement large, et, sans être arrondie, son ellipse approche beaucoup plus du cercle que de l'ovale. Leur nez est remarquable, toujours saillant, assez long, fortement aquilin, comme recourbé à son extrémité sur la lèvre supérieure ; il est en même temps creusé à sa racine, épaté inférieurement, avec les narines largement ouvertes ; la bouche est plutôt grande que moyenne, sans que les lèvres soient très-grosses ; les dents sont toujours belles, persistantes dans la vieillesse ; le menton est assez court sans être fuyant. Leur physionomie est, à peu de chose près, uniforme, sérieuse, réfléchie, triste même, sans cependant montrer d'indifférence ; les sensations se peignent rarement à l'extérieur. L'ensemble des traits reste toujours dans le médiocre ; rarement voit-on chez les femmes une figure relativement jolie, néanmoins elles n'ont pas le nez aussi saillant et aussi courbé que les hommes. »

Les singuliers crânes trouvés à Titicaca, et qui

rappellent ceux des Caraïbes de Saint-Vincent par l'extrême aplatissement du front, et par la projection de la face au devant de la boîte cérébrale, sont encore des résultats de la coutume si répandue de comprimer la tête des enfants pour lui donner telle ou telle forme réputée belle. M. d'Orbigny fait remarquer que, ces têtes se trouvant surtout dans les tombeaux des chefs, rien n'autorise à penser que leur déformation artificielle ait exercé une influence fâcheuse sur l'intelligence.

Les nations péruviennes sont entrées dans l'église catholique et continuent le genre de vie de leurs ancêtres, s'occupant essentiellement du soin des troupeaux et de l'agriculture.

Race araucanienne. Cette race, considérée comme un rameau de la précédente, s'en sépare néanmoins par ses caractères physiques autant que par la résistance qu'elle a toujours opposée à la civilisation. Elle habite les andes du Chili et les plaines de l'est, et s'étend du 30e degré de latitude sud jusqu'au voisinage de la Terre de Feu, où nous trouvons la dernière race ou nation du Nouveau Monde, les Pécherais.

Les Araucanos ont, avec la grosse tête et le visage des Américains du Sud, les pommettes hautes et saillantes, le nez court et épaté ; la bouche grande, bordée de fortes lèvres. Malgré l'écartement des os malaires, les yeux ne sont pas sensiblement relevés à l'angle externe. La couleur de ces montagnards nomades et guerriers est un peu moins foncée que celle de leurs voisins ; on assure même que quelques-unes de leurs tribus sont blondes et d'un teint clair.

Quant aux Pécherais de la terre de Feu et des îles voisines, ce sont encore des hommes de même type, sinon de même race, que les précédents. On a beaucoup parlé de leur extrême maigreur, mais elle n'est pas aussi générale qu'on l'a dit ; c'est d'ailleurs une conséquence du pauvre régime de ce peuple ichthyophage, à peu près sans industrie, errant d'une île à l'autre sur de misérables canots, réduit, pour toute arme de pêche et de chasse, à des dards armés de silex, et subissant enfin tous les effets directs et indirects d'un climat rigoureux. Leurs traits sont ceux des Araucaniens ; mais leur expression, loin d'être farouche, a beaucoup de douceur et annonce une bienveillance que leur conduite ne dément pas.

Indépendamment des affinités que l'étude des idiomes américains a permis de saisir entre les peuples du nouveau continent, et qui semblent rattacher l'Indien du Canada, peut-être même l'Esquimau et le Groënlandais, au Pécherai de l'extrême sud, il serait peut-être possible de suivre, à travers la variété si frappante des types septentrionaux et méridionaux, une suite de transitions qui conduiraient au moins des formes allongées, et du visage haut et arqué de l'Indien peau-rouge, aux faces rondes et étalées des races pampéennes et ando-péruviennes.

CHAPITRE II.

Mesure de la diversité des types humains.

Dans les pages qui précèdent, nous avons mis en évidence la diversité du genre humain; nous avons fait ressortir et caractérisé des types plus ou moins généraux, qui se partagent la population du globe. De là des groupes de peuples considérés tantôt comme des espèces différentes, tantôt comme de simples variétés qui auraient surgi postérieurement à l'apparition de l'homme sur la terre. De ces deux appréciations contradictoires, laquelle est la vraie? Est-ce celle qui, s'autorisant de la persistance des types, de leur résistance aux causes modificatrices, met entre eux une distance égale à celle qui sépare le tigre du lion, le zèbre de l'âne ou du cheval, l'éléphant des Indes de l'éléphant d'Afrique? Ou celle qui réduit cette distance à la mesure d'une simple différence de race, comme la différence qui distingue le cheval arabe du cheval barbe, l'un et l'autre du cheval tartare? Telle est la question que soulève la diversité du genre humain, et qui partage encore ceux qui s'en sont occupés. Il y a plusieurs manières d'aborder cet important problème, auquel se rattachent tant d'intérêts divers, ceux de la science et ceux de la morale. On peut en tenter la solution par les données que fournissent les traditions des peuples, par l'étude comparée des langues, et en réunissant tous les faits qui indiquent d'anciennes affinités, qui mettent sur la trace des migrations, qui conduisent à un ou plusiers points de départ. Si l'on parvenait à s'assurer ainsi que tout le genre humain remonte à une commune origine; qu'une même souche réclame tous ces rameaux aujourd'hui si divergents, et, semble-t-il, quelquefois si étrangers les uns aux autres, il est certain que nous n'aurions plus besoin de nous demander si tous les types représentent les variétés d'une espèce unique ou plusieurs espèces différentes, car l'unité d'origine emporte l'unité de l'espèce. Mais les voies que nous venons d'indiquer sont difficiles, trop souvent incertaines, et la science y est engagée depuis bien peu de temps. En attendamt qu'elle y marche d'un pas plus sûr, qu'elle surmonte les grandes difficultés dont la linguistique n'a pas encore eu raison; que l'ethnologie ait recueilli tous les renseignements dont elle peut éclairer l'histoire des races, contentons-nous d'attaquer la question de l'unité de l'espèce humaine, la question d'histoire naturelle. Cette question résolue, celle de l'unité du berceau, de la consanguinité, sera bien près de l'être, et d'ailleurs pourquoi ne nous aiderions-nous pas au besoin de ce que nous pouvons apprendre d'autre part sur ce dernier point.

Ce qui éternise les controverses entre adversaides bonne foi, et l'on doit toujours se supposer tels, c'est qu'on s'y engage souvent de part et d'autre sans s'être bien entendu sur le point de départ, ou du moins sans en avoir établi un qui s'impose de lui-même à la discussion par son évidence. Ou bien on aborde les faits et leur appréciation, en s'en rapportant à l'impression qu'ils produisent, et cette impression n'est trop souvent déterminée que par un préjugé; ou bien on s'appuie sur quelque vérité imparfaitement définie.

Les personnes qui donnent aux divers groupes typiques du genre humain la valeur d'espèces différentes, qui pensent qu'il y a une espèce nègre, une ou plusieurs espèces blanches, etc., n'ont jamais débuté par une détermination préliminaire des caractères qui distinguent une espèce d'une variété; elles sont comme subjuguées par la vue des différences des types et confirmées dans l'impression qu'elles en reçoivent par quelques raisons secondaires qui semblent la justifier, et d'abord par le fait de la persistance. Quant aux partisans de l'unité spécifique, il faut reconnaître qu'ils ont à lutter contre l'impression dont je viens de parler, et qu'ils ne peuvent la dominer qu'en lui opposant une notion précise de la nature des caractères spécifiques et des caractères de la variété simple, qui les prépare à distinguer une espèce d'une variété (1).

C'est cette notion préalable, négligée par les premiers, placée par les seconds à la base de la discussion, qui doit en effet nous servir de point de départ. Mais, s'il est vrai, comme je le pense, et comme on pourra s'en convaincre bientôt, que cette première notion, telle que nous l'ont léguée des auteurs éminents, telle que l'ont déterminée récemment M. Prichard et en général ceux qui se sont placés exclusivement au point de vue physiologique, s'il est vrai qu'elle soit incomplète, qu'elle ait pu par cela même ressembler quelque peu à une pétition de principes, et nous laisser tourner dans un cercle vicieux, notre premier soin doit être d'en chercher le complément, et je crois que la zoologie pourra nous le donner.

La première question que nous ayons à résoudre est donc celle-ci : à quels caractères reconnaîtrons-nous une espèce, et la distinguerons-nous d'une variété ?

(1) Je laisse de côté, dans ce débat tout scientifique, la part que peuvent y avoir prise plus d'une fois les préventions irréligieuses de quelques-uns et les croyances de plusieurs autres ; plus d'un sceptique s'est chargé de prouver qu'on peut admettre la doctrine de l'unité sans être prévenu en sa faveur par le respect des textes sacrés ; et plus d'un croyant a démontré, à son tour, que la foi religieuse peut laisser entière l'indépendance du savant.

Le père de l'anthropologie, Blumenbach, répondait à cette question en ces termes : *Ad unam camdemque speciem pertinere dicimus animantia quodsi forma et habitu ita conveniunt ut ea in quibus differunt, degenerendo solum ortum duxisse potuerint* (1). Ainsi, toutes les fois que deux êtres ne différeront l'un de l'autre que par des traits qu'il sera possible de rapporter à l'action d'une cause modificatrice, ces deux êtres seront de la même espèce; et réciproquement, ajoute l'illustre auteur, les êtres que séparent des différences si essentielles qu'elles ne sauraient s'expliquer par les causes que nous voyons agir, sont d'espèces différentes.

Oublions un moment ces indications, et voyons ce qu'on y a substitué.

G. Cuvier cherche le caractère essentiel de l'espèce dans le degré de parenté qui résulte d'une même descendance : « Les individus descendus l'un de l'autre ou de parents communs, et ceux qui se ressemblent autant qu'ils se ressemblent entre eux, sont de la même espèce » (2). Il est évident que cette définition ne nous dira jamais si le nègre, qui ne descend pas de l'Européen, et qui en dif-

(1) *De Generis humani varietate nativa,* p. 66; Gottingen, 1795.

(2) *Règne animal*, Introduction, p. 16.

fère à plusieurs égards, peut avoir les mêmes ancêtres que celui-ci, et ne forme pas une espèce à part; il manque au moins un élément essentiel à cette définition de l'espèce.

Cet élément se trouve dans les anciennes définitions de Rai et de Buffon; c'est la fécondité des alliances. Toutes les fois, disent ces auteurs, que des individus produisent ensemble (d'autres ajoutent: spontanément et dans l'état de nature), ces individus sont de la même espèce.

M. Flourens, qui se livre depuis longtemps à des expériences sur le degré de fécondité des divers mélanges qu'on peut essayer entre les animaux, a écrit, il y a quelque quinze ans, plusieurs pages du plus grand intérêt sur ce qu'il appelle le caractère constitutif de l'espèce. Ce savant, s'attachant, en effet, à constituer physiologiquement les différents groupes zoologiques, distingue trois résultats généraux obtenus du rapprochement d'animaux qui se ressemblent d'ailleurs à divers degrés: ou bien le produit de ces rapprochements est fécond dans une suite indéfinie de générations, en sorte qu'il en résulte une lignée; ce caractère de fécondité illimitée constitue l'*espèce:* ou bien la fécondité de l'appariation s'épuise après un très-petit nombre de générations; dans ce cas, les individus qui ont concouru à ce résultat imparfait sont d'espèces différentes, mais du même *genre*.

Enfin le rapprochement peut être toujours stérile, et alors les genres eux-mêmes sont différents.

M. Prichard, à son tour, s'attachant de plus près encore que ses prédécesseurs au fait de la communauté d'origine, de la consanguinité, qui n'a d'autre critère à ses yeux que la fécondité indéfinie des alliances, voudrait presque rejeter le mot *espèce* pour lui substituer ceux de *races* ou de *lignées*, et ne le conserve que par respect pour l'usage.

Il y a longtemps que Blumenbach, à propos de la définition de Buffon, acceptée mais limitée encore par M. Prichard, faisait observer combien il serait difficile aux zoologistes de déterminer la spécificité des animaux sauvages par le moyen que fournissent les résultats des croisements. Il rappelait en outre les incertitudes de la science, même à l'égard des nombreuses races du chien domestique, tantôt rapportées à une souche commune (le chacal, selon les uns, le loup d'Europe, selon d'autres), et tantôt attribuées à des croisements d'espèces diverses. Ce débat, qui n'est pas encore clos, me fait craindre que le caractère spécifique déduit de la fécondité des croisements ne suffise pas, lorsqu'on se trouve en présence de races très-différentes, et qu'il s'agit de prouver qu'elles remontent à une même souche. En voulons-nous un second témoignage ? Je le trouve dans une publication récente, dans le Cours de physiologie professé à la Faculté de médecine de Paris par M. Bérard. Je cite textuellement les paroles de l'auteur. « Analysons un peu cet argument ; le voici dans sa plus simple expression : Seront de la même espèce tous les individus qui, en s'unissant, pourront donner naissance à des métis féconds, et dont les descendants seront féconds eux-mêmes.... Raisonner de cette manière, cela s'appelle tout simplement faire une pétition de principes. Nous n'avons aucune preuve que des espèces voisines, quoique originairement distinctes, ne puissent ou n'aient pu donner ensemble des produits féconds. L'analogie plaiderait même contre cette exclusion, car on peut supposer que la nature procède ici par graduation, comme dans toutes ses opérations. Ainsi, lors de l'union entre espèces différentes, on pourrait observer toutes les conséquences que je vais dire : 1° tantôt, les espèces étant trop éloignées l'une de l'autre, il n'y aurait aucun produit ; 2° tantôt il y aurait un produit *métis*, mais ce métis serait stérile ; 3° tantôt les métis seraient féconds, mais la faculté de se reproduire s'éteindrait dans leur postérité au bout d'un certain nombre de générations, comme on l'observe quand on unit certains oiseaux d'espèces différentes ; 4° tantôt enfin (et je propose formellement l'admission de cette quatrième éventualité) les métis seraient féconds, ainsi que leur descendance » (1). La quatrième éventualité de M. Bérard est une pure et simple hypothèse, imaginée par lui pour justifier son opinion sur les races humaines, mais qui ne peut se justifier elle-même par aucun fait avéré; car l'auteur n'allègue qu'avec doute, et il a raison, la prétendue race que les fermiers américains devraient au croisement du bison et de la vache d'Europe. Quoique très-peu sûr de ses prémisses, M. Bérard ne s'en montre pas moins absolu dans ses conclusions. Mais, bien que le résultat éventuel qu'il suppose soit imaginaire, il suffit peut-être que ce résultat ait une apparence de possibilité, et trouve place à la suite d'une série de faits dont il serait le complément, pour que nous soyons avertis que la notion de l'espèce n'est pas suffisamment déterminée par le fait de la fécondité indéfinie des unions et de leurs produits. Nous ne pouvons, en effet, à moins de décider d'avance ce qui est en question, c'est-à-dire à moins de faire, comme le dit M. Bérard, une pétition de principes, nous contenter d'affirmer que, quelles que soient les dissemblances de deux individus, si leur union est féconde et fait race, ces deux individus appartiennent à la même

(1) *Cours de physiologie*, t. I, p. 463 et 464.

espèce, qu'ils ont une commune origine (1). Pour les personnes qui prétendent que les divers types humains représentent des espèces différentes, malgré la fécondité indéfinie de leurs croisements, comme pour celles qui soutiennent la thèse de l'unité de l'espèce, malgré la diversité des types, il est indispensable de chercher un moyen de contrôle, un signe de constance et d'identité qui, survivant à l'uniformité du type primitif, traversant toute diversité accidentelle, nous permette de distinguer les groupes spécifiques des races dérivées, une espèce d'une variété, un fait de création et de nature d'un fait de modification et de circonstance.

Cette condition nous ramène, comme on le voit, au point de vue où Blumenbach s'était placé de prime abord par sa définition de l'espèce. Après avoir établi que les espèces diffèrent par des caractères dont aucune cause modificatrice ne saurait expliquer l'existence, Blumenbach, consultant les analogies que pouvait lui fournir le règne ani-

(1) L'idée de l'espèce emporte celle de la communauté d'origine, au double point de vue du principe et du fait; c'est ce que prouvera la suite de cette discussion. Supposer qu'une espèce ait plusieurs berceaux, c'est la remettre en question, surtout si on ajoute à cette supposition, ce qu'on ne peut guère éviter, l'idée de modifications particulières et primitives correspondant à la différence des berceaux.

mal, s'attacha à démontrer qu'aucun des caractères différentiels des races humaines n'échappe au soupçon de provenir d'une cause de ce genre. M. Prichard s'est également appliqué à prouver que les variétés de l'espèce humaine ne dépassent pas les limites des variations de nos espèces domestiques, et que des faits nombreux nous mettent sur la trace des causes qui ont produit ces variétés. Il manque, ce me semble, à ce système d'argumentation ces prémisses évidentes dont je parlais en commençant, que je trouve sous une forme trop abstraite et trop concise dans le précieux volume de Blumenbach, et qui s'appelle la détermination des caractères spécifiques.

Commençons donc, en profitant des analogies si prochaines que nous offre la classe des mammifères, à laquelle notre organisation nous rattache, commençons par nous faire une idée aussi précise que possible des traits qui distinguent entre elles les espèces d'un même genre : nous verrons ensuite sur quoi portent et dans quelles limites se renferment les modifications qu'une espèce est susceptible d'éprouver ; munis de ces moyens d'appréciation, nous nous en servirons pour mesurer la portée des différences qui distinguent les grands types de la diversité humaine.

I.

ÉTUDE DES CARACTÈRES SPÉCIFIQUES DANS QUELQUES GENRES DE MAMMIFÈRES ET DÉTERMINATION DE LEUR NATURE.

La *classe* des mammifères se divise en trois *sous-classes*, séparées l'une de l'autre par de très-grandes différences organiques et physiologiques qui intéressent principalement les conditions du développement embryonnaire.

La plus importante et la plus nombreuse de ces sous-classes, celle des monodelphes, à laquelle se rattacherait l'homme, si l'homme n'était qu'un animal, se compose d'une série d'*ordres*, caractérisée encore par des modifications organiques qui entraînent nécessairement des particularités physiologiques plus ou moins importantes. Pour les apprécier, il suffit de comparer les quatre mains des singes aux pattes des animaux carnassiers, celles-ci aux pieds à sabots du cheval ou au pied fourchu d'un ruminant, la main d'une taupe à celle d'une chauve-souris ; sans compter les différences considérables que présente d'un ordre à l'autre le système dentaire, quand, par exemple, on met en parallèle un rongeur et un carnassier : l'un, réduit à deux dents incisives pour chaque mâchoire et à quelques molaires propres à broyer, séparées des premières par un intervalle vide; l'autre, muni de six incisives en haut et en bas, de fortes canines, enfin de molaires tranchantes, qui décident du régime et des mœurs de l'animal armé de la sorte.

Les *ordres*, à leur tour, comprennent des *familles* que distinguent des caractères, tels que le nombre des doigts, souvent la forme des membres eux-mêmes, et toujours le nombre, si ce n'est aussi la configuration des dents. Dans l'ordre des carnassiers, nous voyons : les plantigrades, comme les ours, qui appuient leur talon su. le sol ; les digitigrades, comme le chien, qui n'y appuient que les doigts; et les dents des premiers sont généralement moins tranchantes que celles des seconds. Parmi les singes, ceux de l'ancien continent n'ont jamais que vingt molaires, tandis que les sapajous du Nouveau Monde en ont vingt-quatre, indépendamment de quelques autres différences moins absolues.

Enfin les genres d'une même famille nous offrent eux-mêmes de véritables caractères organiques. Le genre *orang*, qui forme la tête d'une série, manque absolument de queue et de ces poches cachées dans la bouche, qu'on nomme des abajoues; il se fait remarquer par la longueur excessive des bras. Celui des cercopithèques, ou guenons, a les membres mieux proportionnés, une queue pendante, et des abajoues. Le genre *chien* joint à des ongles immobiles et propres à creuser le sol une langue à surface unie, et deux dents tuberculeuses derrière la principale carnassière, en haut comme en bas, ce qui indique la possibilité de mêler quelques substances végétales à un régime d'ailleurs essentiellement animal. Les *chats,* au contraire, depuis le lion jusqu'aux plus petites espèces, ont des ongles crochus qu'une disposition de la phalange qui les porte et un ligament élastique permettent à l'animal de tenir, quand il marche, élevés et cachés dans l'intervalle des doigts (1). A ce caractère, se joint une mâchoire courte, mais vigoureusement armée, où la principale carnassière, surtout celle d'en bas, est très-tranchante ; derrière cette dent, il n'y a qu'une tuberculeuse rudimentaire, et seulement en haut.

Les exemples que je viens de citer ont pour but de nous préparer à mieux comprendre la nature et la signification des caractères spécifiques. Nous venons de voir une suite de différences qui inté-

(1) Le guépard ou tigre-chasseur des Indes est le seul chat qui n'ait pas les ongles rétractiles. Cette différence, jointe à quelques autres, le fait distinguer comme sous-genre passant aux carnassiers digitigrades, dont les ongles restent abaissés. Le guépard, en perdant ce trait d'organisation, perd aussi le naturel sauvage et cruel de ses congénères; il est doux et facile à apprivoiser.

ressent à la fois l'organisation et les actes de l'animal, qui décident, à divers degrés, de son mode de locomotion, de son régime, et qui servent des instincts communs à un certain nombre d'espèces. Arrivés à celles-ci, aux espèces que leurs affinités groupent sous un même nom générique, en vertu d'un même caractère, nous atteignons la dernière limite qui sépare l'analogie de l'identité de nature. Il y aura tel genre, le genre éléphant, le genre cheval, le genre chat, et bien d'autres, où la ressemblance organique des espèces sera telle, qu'elle ne laissera, semble-t-il, aucune place à des différences d'une valeur certaine. C'est alors que des doutes s'élèvent, que surgissent les difficultés de détermination. Voyons donc si, dans ces genres homogènes où les différences qui nous ont servi à former des groupes plus ou moins généraux viennent à nous manquer, si, parmi ces chats qui ont les mêmes dents et les mêmes griffes, parmi ces chevaux qui ont les mêmes dents et les mêmes pieds, parmi ces éléphants qui ont la même forme générale, les mêmes jambes, la même trompe, le même système dentaire, nous ne rencontrerions plus de caractère différentiel assez significatif pour déterminer des espèces parfaitement et originairement distinctes ; ou plutôt voyons en quoi consistent ces caractères, et ce qui fait leur valeur. On pourrait presque le prévoir d'avance, du moins en partie, quand on songe que l'animal est le premier intéressé à distinguer parmi ses congénères ceux qui appartiennent à son espèce de ceux qui, malgré la ressemblance la plus complète, lui sont étrangers. Mais les faits valent mieux que les prévisions, et celles-ci ne sauraient être qu'approximatives et incomplètes.

Plusieurs différences existent entre l'éléphant des Indes et celui du continent africain ; les oreilles du second sont plus grandes que celles du premier ; son front est plus bombé, ses défenses plus fortes, surtout chez le mâle ; il n'a que trois ongles aux pieds de derrière, au lieu de quatre ; enfin, tandis que les mâchelières de l'espèce asiatique sont surmontées de bandes étroites et sinueuses, celles de l'éléphant d'Afrique portent des saillies en forme de losanges. De tous ces traits différentiels, quel est le plus significatif? Le dernier. Les formes des lames qui font saillie à la surface des grosses et larges mâchelières de ces animaux ne peuvent, en effet, dépendre d'aucune influence extérieure; c'est un caractère essentiel, absolu, un caractère de nature, et nous ne pourrions en dire autant des autres, car la dimension des oreilles, la convexité du front, la longueur des défenses, ne constituent à la rigueur que des différences relatives, auxquelles leur constance peut seule donner une valeur dans la caractéristique, valeur que je suis d'ailleurs bien loin de nier.

Le genre *cheval*, qui représente à lui seul aujourd'hui la famille des *solipèdes*, comprend six espèces, distinguées les unes des autres par quelques caractères qui ne sont pas tous également spécifiques. Ce sont des formes de tête qui se rapprochent ou de celles du cheval ou de celles de l'âne, des oreilles courtes ou longues, une crinière plus ou moins haute, une queue tantôt à longs crins, tantôt seulement floconneuse à son extrémité; enfin c'est un système de coloration différent d'une espèce à l'autre, et une voix particulière, qui sert d'appel pour les individus de même espèce.

Le cheval, proprement dit, partout où il est rendu à la liberté, offre des formes un peu massives, des oreilles courtes, porte des poils bouclés, une crinière tombante, une queue touffue dès son origine; sa couleur est uniforme ou du moins sans dessin particulier, et généralement bai-brune, avec des nuances plus pâles en dessous. Il jette une sorte de cri saccadé, connu sous le nom de *hennissement*.

L'Asie, qui est la patrie probable du cheval, est aussi celle d'une seconde espèce, l'*hémione,* dont les formes et la physionomie se rapprochent de celles de l'âne : sa crinière est courte, sa queue terminée par une houppe noire; sur sa robe isabelle, à poils ras, on remarque une seule ligne d'un brun noir qui teint la crinière et se prolonge jusqu'à la naissance de la queue.

L'*Ane*, troisième espèce asiatique, a les oreilles plus longues que l'hémione, qui les a plus longues que le cheval. La crinière de l'âne est courte et sa queue floconneuse à l'extrémité. A la raie noire du dos, s'ajoute chez lui une raie constante qui croise la première et descend sur les épaules. Le cri de l'âne, le *braire*, doit son timbre particulier à une modification spéciale du larynx.

Viennent maintenant trois espèces d'Afrique qui sont ce qu'on appelle zébrées, du nom de l'une d'elles.

Telle est d'abord le *Couagga*, dont les formes rappellent celles du cheval. Il a une crinière médiocre et dressée, une touffe de longs poils au bout de la queue. Sur un fond plus ou moins brun qui, foncé sur le cou et les épaules, s'éclaircit plus loin et plus bas, se dessinent des bandes claires, qui descendent sur les côtés du cou et des flancs. Sa voix est un peu comparable à un aboiement.

Le *Dauw* réunit à la physionomie du précédent une crinière assez haute, une robe isabelle, rayée de bandes noires alternativement plus larges et plus étroites, et dont les postérieures descendent obliquement en avant. Il a une ligne noire sur le dos.

Enfin le *Zèbre*, plus grand que l'âne, mais le

rappelant par sa tête, ses oreilles, sa crinière et sa queue, a une robe généralement rayée de noir sur fond blanc, mais sans cette ligne dorsale qui se retrouvait chez les espèces précédentes, à commencer par l'hémione.

Si nous pouvions parcourir la série entière des mammifères, nous verrions partout les espèces congénères se signaler à notre attention par des différences comparables à celles dont nous avons trouvé des exemples dans les deux petits genres précédents. Nous verrions, chez les singes et les makis, la distribution des poils et celle des couleurs obéir à une règle constante dans chaque espèce; nous verrions, plus d'une fois, les couronnes des dents se modifier d'une espèce à l'autre. Parmi les chauve-souris, nous pourrions montrer les feuilles ou membranes qui surmontent le museau des phyllostomes, prenant aussi, d'espèce à espèce, un caractère de forme ou de découpure particulier. Les carnassiers nous ramèneraient à constater des systèmes de coloration parfaitement fixes et caractéristiques, comme ceux que nous observons dans les genres *chat* et *civette*, dans les *martes*, etc. Les rongeurs seraient dans le même cas. Parmi les pachydermes, nous verrions chaque espèce de rhinocéros différer des autres ou par une seconde corne nasale, ou par des dispositions très-particulières de la peau, par la présence ou l'absence de tubercules, et même par l'absence de dents incisives.

La série des ruminants nous offrirait, à son tour : chez le cerf, des différences constantes dans la distribution des teintes, et dans les formes et le mode de ramification du bois ; chez les *Antilopes*, les caractères de la robe et des cornes, sans compter quelques particularités qui, n'appartenant qu'à un petit nombre des espèces de ce grand genre, n'entrent pas dans une détermination générale des caractères spécifiques. Les *moutons* et les *chèvres*, qui doivent former un seul et même genre, conservent, au milieu des nombreuses variétés des deux espèces domestiques qui les représentent, des caractères spécifiques qui se retrouvent surtout dans la direction et les formes de leurs cornes, formes qui diffèrent aussi dans les espèces sauvages et sont caractéristiques. Le même ordre de différences existe entre les espèces du genre bœuf, indépendamment de quelques particularités du pelage, telles surtout que la présence d'une sorte de crinière (bison), avec laquelle peut coïncider une queue garnie à la manière de celle des chevaux (le Yack de Tartarie).

Je n'ai pas besoin de multiplier ces rapides indications ; celles que je viens de donner suffisent pour mettre en évidence la réalité et la nature des caractères qui décident de la distinction absolue des espèces, dans la classe des mammifères en particulier. Nous venons de voir qu'indépendamment de la taille, des proportions, et de tout ce qui constitue des différences relatives, il y a pour chaque espèce au moins un caractère extérieur dont on ne peut pas dire qu'il ne soit qu'un degré de plus ou de moins de ses analogues, et dont on ne peut trouver la cause dans les circonstances modificatrices où se trouve l'espèce. Quelque superficiels que soient les caractères spécifiques, ils ont ceci de commun avec les caractères plus profonds, que d'une part on ne peut en chercher la cause que dans la spécialité de la force organisatrice, et que de l'autre, il est souvent facile de leur assigner un but, une destination; c'est-à-dire qu'ils constituent le plus souvent un des moyens par lesquels se reconnaissent les individus d'une même espèce.

Le caractère spécifique procède donc des sources mêmes de la vie de l'espèce et se rapporte essentiellement à la conservation de celle-ci. C'est ce qu'on pourrait confirmer encore par les différences des organes qui intéressent le plus immédiatement cette conservation; mais c'est ce que démontrent concurremment les caractères que nous avons vus distinguer les espèces congénères, et la fécondité limitée de ces espèces quand elles contractent des alliances. Ainsi nous savons, par expérience, que le zèbre, l'hémione, l'âne et le cheval, si rapprochés par l'ensemble de leurs formes, si distincts par leur système de coloration, se mêlent entre eux, mais ne produisent que des métis stériles, ou en qui s'épuise bientôt une faible puissance de reproduction. Le contrôle des caractères zoologiques est donc acquis à la doctrine qui limite aux individus d'une même espèce cette fécondité indéfinie qui prolonge et propage les races. Il n'est plus permis d'accuser cette doctrine de décider arbitrairement ce qui est en question, et de n'être qu'une pétition de principes ; il n'est plus permis de supposer que deux espèces très-voisines peuvent faire lignée, car que peut-on imaginer de plus voisin, de plus ressemblant, que l'âne et l'hémione ? Quel terme de transition placerait-on entre ces deux espèces des mêmes régions et qui ne diffèrent, semble-t-il, que par une raie noire qui traverse les épaules de l'une et qui manque à l'autre ?

II.

ÉTUDE DES VARIATIONS DE L'ESPÈCE DANS LA CLASSE DES MAMMIFÈRES.

Les espèces sont à la fois constantes et modifiables. Nous venons de voir comment elles se caractérisent en tant qu'espèces ; voyons maintenant de quelles modifications elles sont susceptibles. Ici encore nous prendrons nos exemples dans la classe la plus voisine de nous, afin de les rendre applicables à l'appréciation des types qui diversifient l'humanité.

Nous avons, pour juger le degré et la nature des modifications dont une espèce de mammifères est susceptible, toutes les races de nos animsux domestiques. Mais j'entends s'élever une objection à ce sujet : qui nous certifie, répète-t-on depuis longtemps, que, par exemple, nos races de chiens proviennent d'une seule espèce ?

Cette difficulté n'est pas sérieuse ; elle se résoudra d'elle-même pour toute personne qui voudra bien y appliquer la loi de propagation qui, assurant la perpétuité des espèces, limite celle de leur croisement. Mais la question n'est pas là ; il ne s'agit pas en ce moment, pour nous, de savoir de combien de souches peuvent provenir des races modifiées ; il s'agit de mesurer la distance qui les sépare de leur souche. Or, sachant que cette souche, c'est-à-dire l'espèce sauvage, doit ressembler de très-près à ses congénères, nous aurions déjà un point de départ et de comparaison suffisant pour apprécier l'étendue des variations réalisées dans les races, lors même que nous ne connaîtrions que les congénères de nos animaux domestiques ; mais, pour plusieurs d'entre eux, nous avons à la fois sous les yeux le type sauvage et les types modifiés.

Commençons toutefois par les chiens domestiques, et déterminons les traits sur lesquels portent principalement leurs différences. Ceux de ces chiens qui ont été rendus à une vie indépendante, ayant repris, quels qu'ils fussent auparavant, des formes très-analogues à celles du loup et du chacal, nous pouvons partir de ces formes, qui nous sont bien connues, et leur comparer celles des races domestiques. Ces races se laissent assez bien ramener à trois types généraux : celui des mâtins, celui des épagneuls, et celui des dogues. Le premier se rapproche plus que les deux autres des espèces sauvages du genre; le chien des Australiens, ou dingo, associé à un peuple très-inférieur, représente le premier degré de ce premier type, caractérisé par un développement médiocre de la boîte crânienne, et un museau plus ou moins saillant. Ces deux traits se montrent avec exagération chez le levrier, dont toutes les formes s'allongent et s'effilent au profit de la souplesse des mouvements et de la rapidité de la course. Mais ce qui prouve que cette exagération est un produit de la domesticité, c'est que le levrier, comme toutes les races très-soumises à notre empire, comme le mâtin lui-même et le danois, a les oreilles pendantes, tandis que le dingo les a dressées, ainsi que le loup. C'est aussi le cas du chien de berger; quoiqu'il se rattache au type des épagneuls, qui s'éloigne plus que le précédent du type sauvage, le chien de berger, race intelligente, mais que son genre de vie ramène plus que d'autres sous la main de la nature, offre à la fois un développement notable du crâne et ce museau pointu, ces oreilles droites des races les moins domestiques, qui avaient fait penser à Buffon que ce chien représentait mieux qu'aucun autre la race-mère. Ces derniers caractères disparaissent peu à peu chez les autres épagneuls, à commencer par le chien courant, et à finir par le barbet, qui offrent, avec un museau médiocre et une ligne frontale plus ou moins redressée, des oreilles pendantes. Enfin les dogues rétrogradent sous le rapport du volume du cerveau et de l'ampleur du crâne, mais ils contrastent avec les mâtins par la rondeur et la brièveté de leur museau, ainsi que par leurs formes généralement massives.

A ces différences de formes, qui sont sans contredit de première importance, comme se liant intimement à celles de l'intelligence, des instincts, des sens, et de la locomotion, il faut ajouter celles que présente le pelage. Celles-ci sont d'abord relatives au climat. Les races des régions plus ou moins froides ont sous les poils proprement dits des poils fins et laineux ; tel est le cas de la race australienne et de celle des Esquimaux : chez celle-ci, la laine l'emporte de beaucoup sur les poils soyeux, et forme un duvet si dense, que ni le froid ni l'humidité ne peuvent atteindre la peau. Par contre, on voit dans les régions tropicales des chiens à peu près nus, et tel est le cas de ces petites races assez laides de la Guinée qui, à défaut d'autres services, satisfont l'appétit et même la sensualité des nègres. Mais le pelage ne varie pas sous la seule influence du climat, il offre des différences qui concordent avec les autres caractères des races. Il suffit, pour s'en faire une idée, de comparer le levrier ou le dogue à l'épagneul et au barbet; c'est, en effet, dans le type auquel ceux-ci appartiennent, que les poils acquièrent le plus de développement, et en même temps ils montrent une disposition plus ou moins prononcée à se boucler. Quant aux couleurs, on les voit varier dans la même race, non-seulement sous le rapport des teintes, mais sous celui, bien autrement important en zoologie, de leur distribution et du dessin qui en résulte. Quand la couleur n'est pas uniforme, à quelques dégradations de nuances près, les différentes teintes se distribuent par masses irrégulières; à peine peut-on citer une variété de chiens qui offre avec quelque constance un système de taches formant une sorte de livrée; il y a toujours loin des mouchetures ou des plaques qui varient souvent la robe d'un chien courant, d'un braque ou d'un danois, à la livrée qui distingue la civette, le léopard ou le zèbre, des autres espèces de leur genre.

Les nombreuses races domestiques de chevaux et de moutons que nous pourrions passer en revue ne nous offriraient que des différences analogues à celles qui varient l'espèce du chien. Les chevaux reproduiraient sur une moindre échelle les mêmes contrastes de forme, de proportions, de grandeur, et les différences du pelage et des teintes. A côté du cheval corse, nous verrions les hautes races du Cotentin et du Mecklembourg. En regard des proportions élégantes du cheval arabe ou du barbe, nous pourrions placer les formes lourdes de plusieurs de nos races de trait, par exemple, de ces massifs chevaux du Boulonnais, attelés aux voitures de roulage. Nous verrions la tête, les oreilles, et tous les détails du tronc et des membres, subir d'une race à l'autre des modifications de développement. Le poil se montrerait plus ou moins ras, quelquefois frisé. Les couleurs seraient tantôt plus ou moins uniformes, tantôt, et plus rarement, irrégulièrement variées, ou par grandes places, comme dans la robe pie, ou par taches nombreuses, comme dans la robe pommelée.

Quant aux moutons, pour prendre un dernier exemple, ils varient plus que les chevaux, et peut-être autant que les chiens. Outre des différences de taille, de proportions et de pelage, comparables à celles que nous ont offertes les espèces précédentes, nous en rencontrons dans la forme des cornes et jusque dans leur nombre; des dépôts graisseux considérables envahissent la queue et la transforment en une masse souvent énorme chez certaines races d'Afrique et d'Asie ; les oreilles s'allongent et deviennent pendantes chez plusieurs.

Qu'est-ce qui nous prouve que les races, ainsi diversifiées, ne représentent pas autant d'espèces différentes ? C'est que la plupart des caractères qui les distinguent s'acquièrent ou se perdent sous nos yeux, quand ces races sont placées dans des circonstances nouvelles ; c'est ensuite qu'elles produisent entre elles des races mixtes. Ici la nature est prise sur le fait, et nous allons en rappeler quelques preuves.

Il est parfaitement démontré que toutes nos races de cochons domestiques, avec leurs différences de taille, de formes, de poil, de couleurs, proviennent de cet animal sauvage, trapu, bas sur jambes, à grosse tête, à oreilles roides, armé de défenses triangulaires qui sortent de la bouche, couvert de soies dures, plus longues sur le dos, et sous lesquelles se cache un peu de bourre, du sanglier, en un mot, dont la couleur naturelle est un gris noirâtre. Rendu à la liberté, le cochon domestique reprend, après un bien petit nombre de générations, les caractères du type sauvage ; les soies deviennent roides, une sorte de poil laineux se développe au-dessous d'elles, la couleur natu relle reparaît, les défenses s'allongent et grossissent ; le crâne lui-même, qui, dans l'état de domesticité, offre un redressement notable du front, reprend cette ligne de profil plus abaissée, et ces mâchoires plus massives qui distinguent la tête du sanglier. Rien de plus variable, au contraire, que les races de cette espèce soumises à l'influence de l'homme ; leur disposition à se modifier est des plus prononcées. Aristote connaissait déjà ces cochons dont les deux doigts principaux se soudent en un seul qu'enveloppe un sabot unique.

Nous savons aussi que nos races de chats, dont les différences sont très-frappantes, sont des variétés du chat sauvage qui vit dans nos forêts. Non-seulement le chat sauvage et le chat domestique se recherchent et constatent par de fréquentes unions leur parfaite identité de nature, mais la livrée du chat sauvage reparaît fréquemment chez les races que nous élevons.

L'âne, qui existe sauvage dans la haute Asie, et qui nous vient de là, a varié de taille, de proportions, de poil, en conservant intacte la livrée qui le distingue comme espèce, cette croix qui résulte de la rencontre de la ligne noire du dos avec la raie qui descend du garrot sur les épaules.

Le caractère de l'espèce traverse ici toutes les différences de la variété; ce fait mérite attention.

Je ne multiplierai pas davantage ces exemples; ils suffisent sans qu'il soit besoin de redire que nos races de chevaux et de chiens, rendues à la vie sauvage, reviennent à des types uniformes, et que les chiens marrons se rapprochent des chacals et des loups. Il ne faut pas oublier non plus que les variétés de chacune d'elles venant à s'unir, il en résulte des races mixtes, et que ces races mixtes sont les plus abondamment représentées.

III.

APPRÉCIATION DES CARACTÈRES DIFFÉRENTIELS DES TYPES HUMAINS.

Nous savons maintenant ce qu'est une espèce et ce qu'est une variété; nous sommes en mesure de reconnaître les caractères de l'une et les caractères de l'autre.

Nous venons de nous convaincre que ce qui distingue le caractère spécifique, c'est qu'il est absolu; au milieu de toutes les modifications qu'elles peuvent subir, deux espèces, quelque voisines qu'elles nous paraissent, n'échangent pas leurs caractères; ceux-ci s'effacent plutôt que de se transformer. Il ne faut pas s'étonner que le signe spécifique ait souvent moins d'apparence que les modifications acquises, puisque celles-ci atteignent tout ce qui, dans l'organisation, peut être modifié dans les limites d'un type déterminé, c'est-à-dire toute l'organisation.

En effet, nous avons vu que des animaux peuvent appartenir à une même espèce, prouvée par une commune origine, et néanmoins, sans perdre leur caractère spécifique, différer considérablement :

1° Quant *à leur taille ;*

2° Quant *aux proportions* des diverses parties du corps ;

3° Quaut *aux formes* qui résultent du développement relatif de quelque organe, comme le cerveau et le crâne relativement à la face, ou *vice versa.*

C'est à des modifications de cette nature, à des modifications proportionnelles, que se réduisent en définitive les différences qui semblent surtout mettre une si grande distance entre le dogue et le lévrier.

Ajoutons encore que, dans une même espèce, nous voyons :

4° Le poil s'allonger ou se raccourcir, prendre plus ou moins de roideur ou de souplesse, demeurer droit ou se friser, sans compter les différences qui résultent chez les mammifères du développement inverse, ou à peu près égal, du poil proprement dit et de la bourre ou laine qui se cache sous celui-ci, quand elle n'en prend pas la place.

5° Les couleurs, à leur tour, éprouvent de nombreux changements, jusqu'à effacer une livrée, mais sans jamais y substituer celle d'une autre espèce. Dans ces variations, les teintes parcourent toutes les nuances qui séparent l'albinisme ou le blanc le plus pur du mélanisme ou du noir le plus foncé, et dans toutes les espèces nous retrouvons ces deux extrêmes non-seulement comme accident individuel, mais aussi comme héritage de race.

Voyons maintenant en quoi consistent les différences caractéristiques des types humains que nous avons passés en revue.

Soit que nous les prenions dans leur plus grand développement, et tels que nous les offrent les trois types nègre, caucasique et mongol, soit que nous les cherchions chez des groupes de peuples moins éloignés, ces différences sont toujours de la même nature et ne varient que par leur intensité. Nous pouvons donc nous borner à la comparaison des trois grands types que je viens de nommer; n'est-ce pas d'ailleurs du nègre, plus que d'aucun autre, qu'on a dit qu'il représentait une espèce à part, et qu'il était frappé d'une infériorité originelle ?

Nous pourrions nous borner à affirmer sommairement qu'aucune des différences qui distinguent les types nègre, mongol et caucasique, les types les plus originaux, ne rappelle les caractères zoologiques de l'espèce qui s'offrent à nous et que nous avons signalés dans la série des mammifères.

Nous pourrions ajouter, sans crainte d'être démenti, après ce qui précède, que toutes les différences qui diversifient le règne humain rentrent dans la catégorie et dans les limites de celles que nous rencontrons chez les animaux comme différences acquises. Il nous suffirait, pour le prouver, de reproduire ici l'analyse comparative des trois types que je viens de nommer. Je ne me contenterai pas de cette preuve, bien qu'elle soit entière et irréfragable pour quiconque s'est un peu familiarisé avec les principes et la pratique de la zoologie, et bien qu'elle résolve déjà à elle seule la question qui nous occupe. Nous ne saurions répandre trop de jour sur cette question, et, sans sortir du cadre que j'ai dû me tracer, je rendrai plus évidente la valeur des différences dont je parlais tout à l'heure en les passant en revue les unes après les autres. Leur mesure particulière nous dira non-seulement ce que sont les caractères des types et par conséquent les types eux-mêmes, mais nous donnera la valeur de leurs déviations et nous mettra sur la voie des causes de la diversité humaine.

Tous les caractères qui différencient les types, les plus divergents comme les moins éloignés, portent, comme nous avons pu le remarquer, sur les formes de la tête, sur les traits du visage, sur les proportions des membres, à peine sur la stature; puis sur le caractère du système pileux et sur la coloration de la peau; enfin sur le génie des peuples, leur état social et leurs mœurs. Parcourons successivement ces différents caractères.

1. Les *formes de la tête* varient d'une manière assez remarquable du type nègre au type caucasique, et de celui-ci au type mongole. Pour apprécier avec précision ces premières différences, il faut les étudier sur des têtes dépouillées de leurs parties molles. Nous comprenons mieux alors et nous mesurons mieux l'ovale et les heureuses proportions de la tête européenne, l'aplatissement et l'élargissement de la tête mongol, l'allongement et le prognathisme de la tête nègre. Nous ne pouvons décider autrement la question du degré d'infériorité qu'on attribue surtout à celle-ci, et de son prétendu rapprochement des premières espèces animales.

L'étude des différences que présente la tête a été essayée à l'aide de divers procédés.

Le plus célèbre de tous est celui qu'on connaît sous le nom d'*angle facial* de Camper. Laissons parler ce célèbre naturaliste.

« Le caractère fondamental sur lequel repose la distinction des nations peut être rendu sensible aux yeux au moyen de deux lignes droites, l'une menée du conduit auditif à la base du nez, l'autre tangente en haut à la racine du front, et en bas à la partie la plus proéminente de la mâchoire supérieure. L'angle qui résulte de la rencontre de ces deux lignes, la tête étant vue de profil, constitue, on peut le dire, le caractère distinctif des crânes, non-seulement quand on compare entre elles les diverses espèces d'animaux, mais aussi quand on considère les différentes races humaines. Il semble que la nature se soit servie de cet angle pour établir les divers degrés dans le règne animal, et en faire une sorte d'échelle ascendante, depuis les espèces inférieures jusqu'aux plus belles formes qui se rencontrent dans notre espèce. Ainsi on verra que les têtes d'oiseaux offrent l'angle le plus petit, et que cet angle devient de plus en plus grand, à mesure que l'animal se rapproche davantage de la forme humaine. Il y a, par exemple, parmi les singes, une espèce chez laquelle l'angle facial a 42 degrés; chez un autre animal de la même famille, qui est un des singes les plus semblables à l'homme, cet angle est exactement de

50 degrés. Immédiatement après vient la tête du nègre africain, qui, ainsi que celle du Kalmouk, présente un angle de 70 degrés ; enfin, dans la tête des hommes de l'Europe, l'angle est de 80 degrés. C'est de cette différence de 10 degrés que dépend la beauté plus grande de l'Européen, ce qu'on peut appeler sa beauté comparative ; quant à cette beauté absolue, qui nous frappe à un si haut degré dans quelques œuvres de la statuaire antique (comme dans la tête de l'Apollon et dans la Méduse de Sisoclès), elle résulte d'une ouverture encore plus grande de l'angle, qui, dans ce cas, atteint jusqu'à 100 degrés. »

Ainsi, d'après Camper, le degré d'ouverture de l'angle facial donnerait la mesure du développement du crâne, et permettrait de constater, à cet égard, une gradation plus ou moins nuancée des vertébrés ovipares à l'homme européen ; en sorte qu'une différence de 20 degrés séparerait le premier des singes du nègre, que dix degrés nous conduiraient du type nègre à la forme européenne, et que, pour atteindre l'idéal des artistes grecs, nous aurions besoin de franchir nous-mêmes une différence de vingt autres degrés, un intervalle égal à celui que Camper mesure entre le nègre et le singe le plus voisin.

Écartons d'abord l'erreur de cette dernière mesure, et avec elle, l'idée d'une gradation qui irait jusqu'à présenter certaines variétés humaines comme des échelons entre les animaux et nous. Quand on n'étudie les singes supérieurs, le chimpanzé et les orangs, que sur de jeunes individus, on trouve, en effet, l'angle facial très-ouvert. Deux causes y contribuent : d'une part, le développement précoce du cerveau et la rondeur de sa boîte osseuse ; d'autre part, l'état proportionnellement rudimentaire de la face à cette même époque de la vie. De là la méprise de Camper sur ces angles de 42 à 50 degrés, qu'il attribue à ces espèces de singes, et qu'il aurait pu, en procédant ainsi, attribuer à la plupart des autres. Dans les têtes adultes, au contraire, cet angle descend, selon M. Owen, à 35 degrés pour le chimpanzé, et à 30 seulement pour l'orang roux, c'est-à-dire à 40 degrés pour l'un, à 35 pour l'autre, au-dessous de la mesure donnée par Camper pour l'angle facial du nègre. C'est qu'en s'éloignant du premier âge, la tête de ces singes, tout en demeurant à peu près stationnaire en ce qui concerne le volume réel et la capacité du crâne (lequel se modifie surtout par l'épaississement de ses parois et par les crêtes qui s'élèvent sur les lignes d'insertion des muscles), prend un accroissement considérable dans la région faciale, c'est-à-dire maxillaire. Tout ce qui appartient aux sens, et surtout aux fonctions de la bouche, s'étend, se fortifie, et deux mâchoires bien armées se projettent au devant du crâne, laissant celui-ci dans une position reculée.

On voit, par ce qui précède, que l'ouverture de l'angle facial se proportionne, chez les animaux, non-seulement au développement cérébral, mais encore à celui de la face, à la projection de celle-ci en avant; or, pour que cet angle pût traduire l'élévation graduée des formes animales vers la forme humaine, il faudrait que les deux développements du crâne et de la face marchassent plus ou moins régulièrement à l'inverse l'un de l'autre; ce qui n'a lieu que d'une manière générale. Ce n'est donc que dans un sens très-large qu'il faut entendre la doctrine de Camper sur l'application de son procédé à la mesure de l'échelle zoologique. Mais si, franchissant l'immense hiatus qui sépare, sous ce rapport, comme sous d'autres plus importants, le règne animal du règne humain, nous essayons d'employer l'angle facial pour la caractéristique des types de variété que nous rencontrons dans celui-ci, à quel résultat arrivons-nous?

Nous arrivons à constater aussi des différences notables dans l'ouverture de cet angle entre les têtes nègres, européennes, etc.; mais, en même temps et avec un peu d'attention, nous reconnaissons que ces modifications sont essentiellement déterminées par celles de la mâchoire supérieure, et non par une direction plus ou moins verticale ou fuyante de la ligne frontale, car, sous ce dernier rapport, les différences nationales sont bien moindres que les différences individuelles. Qu'on fasse arriver la ligne abaissée du front au point de rencontre de la base du nez et de la lèvre supérieure, on verra que cette ligne est aussi redressée sur les têtes nègres que sur la plupart des têtes européennes, qu'à elle seule elle ne pourrait rien nous dire des différences qui peuvent exister dans le développement cérébral des races. Mais, comme en procédant ainsi que je viens de le dire, la ligne abaissée du front laisse au devant d'elle toute la partie de la mâchoire qui s'incline en avant chez le nègre et chez d'autres types, elle permet d'apprécier le degré de cette inclinaison, l'un des traits les plus remarqués de la caractéristique des races inférieures, celui qui indique le mieux une certaine tendance vers l'animalité, une dégradation et par conséquent quelque chose qui laisse place au soupçon d'une différence spécifique entre les races prognathes ou à mâchoire saillante et celles à mâchoire verticale. Nous nous servirons donc du procédé de Camper, que M. Bérard a judicieusement modifié, comme je viens de le dire, pour constater et mesurer le caractère typique, mais tout relatif, du prognathisme.

Norme verticale. Ce n'est plus seulement une ligne de profil, ce sont les dimensions d'une surface étendue, que nous obtenons par les méthodes qui suivent, et d'abord par celle que nous recommandent le nom et les nombreuses observations de Blumenbach. Le meilleur moyen d'embrasser d'un même coup d'œil le plus grand nombre des détails importants et caractéristiques fournis par la tête osseuse est, selon cet illustre naturaliste, de mettre en série les crânes que l'on veut comparer, de telle sorte que les os malaires se trouvent sur une même ligne horizontale, comme cela a lieu lorsque ces crânes reposent sur la mâchoire inférieure, puis de se placer de manière à amener l'œil successivement au-dessus du plan supérieur ou du vertex de chacun d'eux.

L'auteur ajoute : « Cet aspect de la tête, qu'on me permettra de nommer la *norme verticale*, permet de saisir d'ensemble et nettement les principaux traits caractéristiques des crânes des différentes nations, tant ceux qui dépendent de la direction des mâchoires et de celle des os malaires, que ceux qui ressortent de la largeur ou de l'étroitesse de la voûte crânienne, de l'aplatissement ou de la saillie du front, » etc. (1).

En effet, le point de vue choisi par Blumenbach permet de constater des différences importantes et vraiment typiques dans les formes des régions su-

---

(1) *Loc. cit.*, p. 204.

périeures du crâne, et dans les relations de ces formes avec quelques-unes de celles de la face. Appliquée à la comparaison des têtes nègre, mongole et caucasique, la norme verticale met en évidence : 1° chez le NÈGRE, l'étroitesse du crâne, surtout aux tempes, d'où résulte la mise à découvert des arcades zygomatiques sur les côtés de celles-ci ; en avant un front assez saillant, mais dépassé toutefois et par la saillie des os malaires et par celles de l'arcade dentaire supérieure, visible depuis la racine du nez et projetée en avant sur un plan très-oblique ; 2° chez le MONGOL, une largeur médiocre du crâne, son aplatissement au-dessus des orbites, un écartement énorme des arcades, dont la courbure latérale est très-prononcée, enfin un demi-prognathisme qui laisse apercevoir une grande étendue en largeur de l'arcade dentaire et de la face ; 3° chez le CAUCASIQUE, (tête d'une Géorgienne), l'élargissement général de la voûte crânienne, limitée en avant par une ligne courbe très-étendue, puis des pommettes et une arcade dont on n'aperçoit que le bord externe, le reste se dérobant sous les tempes et sous les côtés du front, enfin la face disparaissant presque entièrement sous celui-ci, au point qu'on voit à peine la partie la plus avancée du bord alvéolaire de la mâchoire supérieure.

Mesure de la base du crâne. Ce que Blumenbach a fait pour la face supérieure de la tête, M. Owen l'a essayé pour l'inférieure, pour ce qu'on est convenu de nommer la base du crâne; mais il s'est surtout appliqué à faire ressortir par là les grandes différences qui séparent ici encore la tête humaine de celle des premiers singes, et à déterminer en particulier la position du trou occipital. Cette position est, en effet, un des détails auxquels on a attaché le plus d'importance dans la comparaison des têtes, parce qu'elle se lie intimement, et au développement cérébral, et à la station plus ou moins horizontale, ou oblique, ou verticale du corps. Chez l'homme, le trou occipital est placé immédiatement derrière la ligne qui divise en deux parties égales le diamètre antéro-postérieur de la base du crâne; chez les chimpanzés, cette ouverture est reculée jusqu'au dernier tiers de ce diamètre. Sœmmering pensait avoir constaté une différence à cet égard entre les crânes européens et les crânes nègres. M. Prichard n'admet pas la réalité de cette différence; il en attribue le semblant à ce que la mâchoire supérieure, devenant oblique, prolonge un peu la ligne qu'on mesure du bord extérieur du trou occipital aux dents incisives, ligne qui équivaut chez nous à la demi-longueur de la base du crâne. Si le trou occipital subit chez le nègre un déplacement réel, il faut qu'on puisse prouver qu'il s'est rapproché de l'extrémité postérieure du crâne. M. Bérard, comparant, sous ce rapport, la tête du trop fameux Lacenaire avec six têtes de nègres du Congo, a trouvé que le trou occipital était un peu plus voisin de la limite indiquée chez le nègre du Congo que chez l'Européen qu'il a pris pour point de comparaison. Ce résultat est loin de me surprendre, car il serait difficile de concevoir que les différences des formes du crâne, quelque limitées qu'elles soient, n'affectassent pas les distances qui séparent un point d'un autre; ce qu'il y a de remarquable, c'est qu'elles les affectent à peine, et il importe surtout de remarquer que, tout bien considéré, les conditions de l'articulation de la tête avec le cou ne se modifient en aucune manière chez le nègre; bien plus, on a remarqué que chez le Hottentot, où le principal caractère africain du crâne, l'allongement, est porté à son maximum, la tête se trouve plus près de sa position d'équilibre que chez les races supérieures. M. Bérard indique lui-même une particularité de forme de l'occipital, son abaissement derrière l'articulation, qui doit contribuer au même résultat. Tout compensé, on voit que le nègre conserve dans sa parfaite intégrité cette position équilibrée de la tête sur le cou, qui est une des premières conditions de la station propre à l'homme.

Chez le nègre, nous avons vu que le crâne offre un excès de longueur apparente jointe à une remarquable étroitesse : est-ce l'étroitesse de cette boîte osseuse qui lui donne son aspect allongé? S'il en était ainsi, sa capacité serait moindre dans les races africaines que chez nous, le cerveau semblerait frappé d'une infériorité native, et l'on pourrait être tenté d'assigner une cause organique à la supériorité dont nous nous glorifions à leur égard. Un illustre anatomiste déjà cité, Sœmmering, croyait avoir reconnu, en effet, une différence de volume entre le crâne éthiopien et le crâne caucasique ; des mesures de longueur, prises comparativement sur un grand nombre de têtes, semblaient s'accorder à donner ce résultat. Un autre anatomiste du plus grand renom, qui doit la meilleure part de sa célébrité à ses travaux sur l'anatomie du cerveau, Tiedemann, a constaté, par un procédé bien plus concluant que celui de Sœmmering, que la place faite au cerveau dans un crâne nègre ne diffère pas de celle qui est réservée à cet organe dans une tête caucasique (1). En tout cas, les différences individuelles seraient ici

(1) M. Tiedemann procédait de la manière suivante : après avoir pesé la tête dont il voulait mesurer la capacité, il la remplissait de graine de millet, puis il la pesait de nouveau ; il n'avait ensuite qu'à soustraire le premier poids obtenu du second pour avoir une évaluation exacte du contenu de la boîte

plus considérables que les différences générales. Si les modifications de la forme du crâne caractéristique des trois types principaux de la diversité humaine ne changent rien au développement général du cerveau, et ne vont pas jusqu'à faire douter de l'égalité des races, elles semblent indiquer au moins quelque différence dans le volume proportionnel des diverses parties de l'encéphale; elles semblent déplacer la prépondérance de celles-ci, la portant vers la région frontale chez les races caucasiques, et vers la région occipitale chez les races mongoles, qui ont, en effet, l'occipital très-large, et chez les nègres, qui l'ont ou prolongé ou bombé.

En rapprochant cette inégale répartition des masses cérébrales des caractères que présente la partie osseuse de la face dans les trois types, on peut être tenté de soupçonner un rapport physiologique entre ces deux ordres de faits. La face représente les organes des sens externes et les premiers instruments qui servent les appétits de la vie nutritive, les organes masticateurs. Dans le type caucasique, le beau développement frontal du crâne coïncide avec le minimum du développement

---

cérébrale L'épreuve a été faite sur 47 têtes éthiopiennes comparées à 71 caucasiques. Les mêmes expériences ont donné à M. W. Hamilton les mêmes résultats.

de la face, soit en largeur, soit en saillie; n'est-ce pas qu'ici l'intelligence l'emporte sur l'appétit et sur la sensation? Dans le type nègre, l'étroitesse du front et la prédominance de l'occiput rencontrent une face saillante, des chambres sensoriales et des mâchoires très-agrandies: serait-ce que les sensations et les appétits ont ici la proéminence? Dans le type mongol, avec des conditions intermédiaires, où la face perd en saillie ce qu'elle gagne en largeur aux pommettes, et où le crâne, prenant une forme pyramidale, perd à son sommet ce qu'il semble acquérir à sa base, ne trouvons-nous pas aussi plus d'équilibre entre les sens et l'intelligence?

On ne peut nier que des différences nombreuses n'existent d'un type à l'autre dans le développement relatif des diverses pièces de la tête osseuse, que le résultat de ces différences ne soit pour le crâne de changer les dimensions relatives de ces régions antérieure, moyenne et postérieure; que pour la face ce résultat ne soit d'agrandir ses dimensions à mesure que le plus fort développement du crâne se porte plus en arrière; qu'enfin ce qu'on nomme le prognathisme, caractère qui prend de si grandes proportions chez les animaux, ne coïncide généralement, chez les races humaines, avec un certain degré d'infériorité sociale.

Mais, en même temps que nous constatons ces faits, nous reconnaissons que l'étude la plus attentive soit de la tête osseuse, soit de l'ensemble du squelette, ne nous découvre nulle part une de ces différences absolues qu'on ne peut considérer comme le résultat d'une modification.

On avait cité deux faits de ce genre : le trou que présente, chez les Guanches des Canaries et chez les Hottentots, la cavité de l'humérus destinée à l'olécrâne; nous avons déjà dit que ce trou, simple exagération d'une disposition générale, n'a rien de constant dans les races dont on voudrait en faire un caractère, et que d'autres races en offrent des exemples; on se rappelle d'ailleurs que les Guanches des Canaries étaient, comme leurs frères les Kabyles, de type caucasique, que les Hottentots sont, en réalité, le dernier terme du type africain, et qu'un caractère commun aux Guanches et aux Hottentots, fût-il plus constant, serait difficilement un caractère spécifique. On a dit encore que dans les crânes éthiopiens les grandes ailes du sphénoïde ne s'articulent pas avec le pariétal. Ceci pourrait être plus sérieux, si le sphénoïde s'arrêtait à une assez grande distance du pariétal, ce qui entraînerait d'autres modifications : or non-seulement cette distance est peu considérable, mais le fait en question n'est rien moins que constant, et je le retrouve sur des têtes mongoles.

Somme toute, les types les plus divergents du genre *homme* ne présentent dans leur squelette aucun caractère différentiel qui ne soit plutôt au-dessous qu'au-dessus de ceux qui distinguent les variétés d'une même espèce animale, le chien danois du dogue, ou l'un et l'autre du barbet, une race de cochon d'une autre race ou du sanglier, leur souche commune.

2. Les *traits du visage* offrent, on le sait, indépendamment de leurs innombrables différences individuelles et nationales, des caractères plus généraux, qui se retrouvent à divers degrés, et avec plus ou moins d'ensemble, chez de nombreuses populations. Ces caractères concourent pour beaucoup à la physionomie physique des grands types de la variété humaine ; nous pouvons prévoir qu'ils seront assez étroitement rattachés aux différences que nous a offertes la tête osseuse. En effet, les formes de la tête et les traits du visage sont nécessairement dans une dépendance réciproque des plus prochaines : une mâchoire supérieure saillante jette la bouche en avant; des pommettes, qui élargissent le haut de la face, remontent les joues et ne peuvent moins que d'agir sur les paupières, et ainsi de quelques autres détails. Mais, à ces modifications fondamentales, s'en joignent d'autres, qui se rattachent moins immédiatement à la même cause, et qui portent sur le développement pro-

portionnel des parties molles des diverses régions du visage ; tel est ce développement remarquable des lèvres, qui établit un si grand contraste entre le nègre et l'Européen. Mais ce développement, celui de l'oreille et son déroulement, la diminution du lobule de celle-ci, ne sont que des degrés du plus au moins d'un caractère toujours identique. Les lèvres humaines, l'oreille humaine, peuvent changer de volume en vertu de simples modifications. Il y a ici, et dans l'ensemble des caractères physionomiques des types, quelque chose qu'on ne peut mieux comparer qu'à ces modifications que les médecins rattachent aux tempéraments individuels; les divers types humains, sous ce rapport, comme par l'ensemble de leurs caractères physiques, semblent représenter réellement, ainsi qu'on l'a déjà dit, des tempéraments généraux. Ici des formes faciales légères, effilées, une grande mobilité, comme en offrent les tempéraments nerveux ; là des formes lourdes, épatées, qui sortent rarement de leur fixité habituelle, et qui rappellent certains exemples du tempérament lymphatique; tout cela rentre encore une fois dans les conditions des simples variétés.

3° *Proportions relatives des diverses parties du corps.* Les différences générales que nous avons signalées dans les proportions et les formes de la tête sont accompagnées de quelques variations correspondantes dans les formes et les proportions des autres régions du corps. La longueur relative des membres par rapport au tronc dépasse, dans certaines races, celle que nous rencontrons chez d'autres, et le même membre, comparé dans deux ou plusieurs races, offrira des différences assez constantes dans la longueur proportionnelle de ses divisions principales. L'avant-bras, par exemple, comparé au bras, se montre tantôt égal à celui-ci, tantôt plus long que lui, et les différences que présente à cet égard le membre supérieur ont paru indiquer un rapprochement entre certaines populations et les premiers quadrumanes. Il en est de même des différentes dimensions que présente le bassin, quoiqu'il n'y ait aucun rapprochement à établir entre le bassin du type humain le plus dégradé et celui de l'orang, qui est haut et allongé autant que celui du nègre est encore étalé : ainsi rien non plus de spécifique dans les proportions des diverses régions.

4° La *stature* moyenne des peuples varie beaucoup sans doute, toute exagération à part ; mais les différences qu'on remarque sous ce rapport se reproduisent plus ou moins dans les divers types généraux, et ne contribuent par conséquent en aucune manière à caractériser ceux-ci. On ne peut faire entrer la stature que dans la comparaison des types nationaux, et ici encore les différences individuelles dépassent de beaucoup les limites des différences de peuple à peuple. Il y a des nains et des géants; mais il n'y a ni peuple nain ni peuple géant, car ce n'est qu'en exagérant beaucoup qu'on a donné la première de ces épithètes aux nations hyperboréennes, et la seconde aux Patagons.

5° *Système pileux.* Ce système, qui chez l'homme laisse plus ou moins à découvert une grande partie du corps, offre chez tous les peuples du globe la même distribution; or cette distribution, qui varie d'espèce à espèce dans les mammifères, qui du moins présente des particularités constantes, ne sépare pas les types humains. Le système pileux diffère par son abondance ou sa rareté sur certaines parties, sur la face en particulier; il est tantôt fin, tantôt grossier, lisse, bouclé ou crépu et feutré comme une toison, et ces différences sont surtout très-remarquables pour la chevelure. Enfin sa couleur varie, comme on le sait, considérablement. Parmi ces différences, il en est qui ne comptent que peu ou point dans la caractéristique des races, parce qu'on les retrouve dans plusieurs de celles-ci; telle est la couleur, qui dans toutes les grandes familles de l'humanité est le plus souvent foncée ou même noire, et dans presque toutes présente quelques exceptions à cette règle, exceptions plus fréquentes cependant chez quelques populations que chez les autres. La disposition laineuse des cheveux est plus près de constituer un caractère, et trouve place dans le portrait physique du type éthiopien, à côté du prognathisme; toutefois c'est encore par gradations nuancées qu'on passe de cette disposition de la chevelure aux cheveux droits, grossiers et plus ou moins roides d'autres peuples. Quand on compare sous le microscope ces deux sortes de cheveux, on ne reconnaît entre elles aucune des différences qui distinguent si bien, chez les mammifères, les poils véritablement laineux, et susceptibles de former un feutre, des poils ordinaires. Le poil laineux se caractérise généralement par une structure particulière, d'où résultent à sa surface des aspérités plus ou moins prononcées et proportionnées à sa disposition à se feutrer. On remarque aussi qu'il augmente d'épaisseur de sa racine à sa pointe, ou du moins qu'il offre des inégalités dans sa longueur, et qu'il ne va pas en s'atténuant. Les poils proprements dits sont, au contraire, plus ou moins lisses, et plus épais à leur base qu'à leur extrémité libre. Or, bien qu'on trouve chez une même espèce de mammifères et des poils et de la laine, qu'on voye prédominer selon les saisons et surtout selon les races, tantôt le poil ou le jar, tantôt la laine, toutes les races humaines se ressemblent en ce que chez toutes le poil seul se développe, et que les cheveux tortillés du nègre ont la même structure que les cheveux longs et soyeux du noir Abyssin, de la blonde Scandinave, ou que les cheveux roides et grossiers du Mongol. Les cheveux humains ne varient que sous le rapport de leur abondance, sous celui de leur longueur, sous celui de leur finesse, et enfin par la quantité de matière colorante qu'ils contiennent ; à cet égard on observe une gradation nuancée du châtain au noir foncé, et parmi les cheveux noirs, ceux des nègres sont les plus chargés de cette matière. On a pensé que leur disposition à se rouler pourrait tenir à cette circonstance ; comme la même disposition se retrouve chez beaucoup d'individus de notre race, il serait facile de soumettre cette supposition à l'épreuve de quelques comparaisons, mais je doute qu'elle se justifie.

On me permettra d'attacher quelque importance à la parfaite homogénéité de forme des cheveux humains, en présence des faits nombreux qui nous montrent le poil du mammifère variant d'espèce à espèce. S'il était permis de m'en référer ici à une expérience personnelle, acquise en étudiant une autre classe d'animaux vertébrés, j'ajouterais que je distingue, à la différence des pointes qui surmontent leurs écailles, les espèces les plus rapprochées d'une grande famille de poissons que j'ai particulièrement étudiée, celle des *balistides*, et je sais que tous les naturalistes qui se sont livrés avec quelque soin et quelque sévérité de discipline à des travaux de détermination d'espèces, rendront un témoignage analogue sur la valeur des caractères tirés des dépendances de la peau.

6° *Couleur de la peau et de l'iris.* On sait combien varie dans l'espèce humaine la couleur de la peau. Le blanc plus ou moins mat ou rosé, le jaune-paille ou café au lait, l'olivâtre, le cuivré, le brun, le noir à divers degrés, en un mot, une série de teintes différentes, présentant des termes extrêmes, et entre ceux-ci des nuances plus nombreuses que la langue ne peut le dire ; tel est l'un des traits les plus frappants de la diversité des peuples qui couvrent la surface du globe, et celui peut-être auquel on s'est le plus arrêté pour la distinction, la définition, et par suite pour la nomenclature des principales races. On parle encore de la race noire, de la race blanche, comme si ces épithètes emportaient réellement avec elles toute une caractéristique et marquaient une limite précise entre les hommes d'un teint clair et ceux d'une couleur plus ou moins foncée. Il n'en est rien cependant ; car l'homme le plus noir peut avoir les formes de la tête, les traits principaux de l'homme blanc, et de grandes différences existent sous ces derniers rapports entre des hommes de même couleur. Toutefois cette remarque, sans rien perdre de son importance, ne doit pas voiler ce qu'il y a de relations véritables entre la couleur et des caractères plus réellement typiques : il est des types humains qui sont constamment teints de couleurs foncées, et les peuples prognathes sont de ce nombre, tandis qu'il n'en est qu'un qui parcoure toute l'échelle des nuances entre le blanc des Européens du Nord et le noir d'ébène. Ainsi la teinte de la peau doit avoir sa place dans la caractéristique des grands types de variété, par cela même qu'elle semble constante dans certains types. Mais s'élève-t-elle ici, comme on l'a dit, à la valeur d'un caractère spécifique? Très-certainement non.

Les teintes plus ou moins foncées se montrent dès la naissance et résistent plus à l'influence d'un changement de climat chez certaines races que chez d'autres. Elle ne dépendent pas d'une organisation spéciale de la peau, comme on l'avait cru : une couche de celle-ci, ou plutôt la surface du derme est chez tous les hommes, comme chez les animaux, le siége d'un dépôt de matière colorante; toute la différence d'une race à l'autre tient à la quantité de cette matière, qui, chez les noirs, est semée en granulations innombrables, indépendamment des cellules qui en contiennent une partie. Notons enfin, ce qui est capital, que la couleur est toujours uniformément répandue dans tous les types du genre humain, que si les nuances changent, leur système de distribution est partout identique, qu'il n'y a jamais ici ce qu'on nomme des livrées, et que si quelque partie se distingue des autres par une nuance plus foncée et qui s'éclaircit plus tard que celles ci dans les métis, on retrouve la même différence, quoique moins prononcée, chez les races blanches.

Ai-je besoin de rappeler un fait qui prouve encore combien l'uniformité des teintes est un caractère général de toute l'humanité? Je veux parler de l'accord qui règne presque toujours entre la couleur des cheveux, la nuance de la peau, et celle de l'iris. Non-seulement les races colorées ont toutes les cheveux noirs et l'iris plus ou moins foncé, mais parmi celles que nous appelons blanches, le teint et la couleur des cheveux marchent constamment d'accord, non que les cheveux bruns supposent toujours une peau teintée de même, mais la nuance avec laquelle ils s'harmonisent n'est pas celle des blonds; ceux-ci ont en outre presque toujours les yeux bleus. Les exceptions à ces règles tiennent généralement à des mélanges, sauf peut-être une seule, celle que présentent les individus à cheveux grossiers et d'un roux ardent; dans cette variété, qu'il ne faut pas confondre avec la variété blonde nuancée de roux, les cils et les sourcils sont bruns, l'iris partage cette couleur, et la peau offre une teinte blanche mêlée de taches de rousseur. Il est remarquable qu'on signale dans toutes les races des individus qui présentent au moins une chevelure à nuances rougeâtres ; ce fait n'était rare ni chez les Grecs ni chez les Juifs, et on le retrouve chez les peuplades du Caucase. Cette circonstance indique-t-elle, comme on l'a soupçonné, un retour à la couleur primitive ? Je ne sais ; mais elle prouve au moins des tendances communes aux diverses races chez lesquelles ellea été observée.

On attribue à la peau des nègres une douceur extraordinaire, à laquelle certaines personnes ont attribué quelque importance dans la caractéristique. Ce fait n'est rien moins que général ; beaucoup de nègres ont la peau très-rude, et cette finesse du tégument appartient à des peuples de types très-différents.

7° *Caractères psychologiques.* Au milieu des nombreuses différences morales que nous offrent les diverses races humaines, il est impossible de ne pas reconnaître chez toutes un même système de facultés. Sans doute, telle aptitude, qui prédomine ici, demeure ailleurs plus ou moins obscure, et l'on peut introduire, comme nous l'avons fait, ces traits de prédominance dans la caractéristique des types et de leurs subdivisions ; mais de nombreuses exceptions prouvent partout qu'il n'y a rien ici de spécial, et que le caractère psychologique ne varie d'une race à l'autre que par des différences analogues aux différences individuelles. La substitution générale de l'intelligence aux instincts, chez l'homme, pouvait déjà nous faire prévoir ici une grande souplesse et une variété considérable dans les limites d'une même nature.

Dans l'analyse que nous venons de faire de tous les genres de différences que nous offrent les types humains, qu'avons-nous rencontré? Des caractères assimilables aux caractères spécifiques des mammifères, tels que nous les avons définis et déterminés précédemment, ou des caractères de simple variété? Des caractères qui se rattachent aux relations des individus d'une même espèce, ou des caractères qui, indifférents à ces relations, correspondent à une diversité de circonstances, d'éducation, etc.? Des caractères absolus comme est le dessin tout spécial de la robe d'un tigre ou d'une panthère, d'un âne ou d'un zèbre, ou bien des caractères relatifs, comme ceux qui portent sur des modifications de forme, sur l'abondance du pelage, sur les variations générales ou partielles et graduées de la couleur? Évidemment les formes de la tête les plus caractéristiques, le prognathisme, l'étroitesse du crâne, le développement des pommettes constituent avec toutes leurs gradations un ensemble de caractères relatifs, de caractères de variété. Évidemment aussi aucun des traits des nègres, comparés à ceux d'un autre type, ne dépasse le même genre de différences. Les cheveux, à leur tour, qu'ils soient droits ou frisés ou crépus, ne font que changer de disposition sans changer de nature, et aucune de ces variations n'appartient exclusivement à un seul type; on les retrouve dans tous. Enfin la couleur, dont on s'est plus spécialement autorisé pour séparer le nègre de l'Européen, la couleur elle-même, uniforme dans toutes les races, si persistante et si constante qu'elle soit dans certains types, ne constitue pas plus un caractère absolu et spécifique dans le genre humain que dans nos espèces animales domestiques.

En un mot, étudiée, comme elle doit l'être avant tout, comme question d'histoire naturelle, éclairée par les principes qui nous dirigent en zoologie, la diversité des types humains se résout en une espèce unique, variée par des races nombreuses. Ces races se groupent en types plus ou moins généraux. Mais nous avons vu que, s'il n'est pas trop difficile de caractériser des types, il est à peu près impossible, quand on parcourt l'ensemble des peuples qui s'y rallient, de dire ni où ils commencent ni où ils finissent, tant la gradation est nuancée; et tandis que le zoologiste, en présence des espèces d'un même genre de mammifères, distingue presque toujours avec certitude les espèces qui le composent, les anthropologistes ne parviennent pas, nous l'avons dit en commençant, à s'entendre sur la liste de ces types humains que quelques-uns d'entre eux croient cependant être des espèces. Cette difficulté est significative.

IV.

OBJECTION TIRÉE DE LA PERSISTANCE DES TYPES,

Nous venons de voir que les types humains correspondent exactement, par la nature des caractères qui les distinguent, aux variétés ou races qui diversifient une même espèce animale et dont la domesticité, l'influence de l'homme, portent si loin les différences. Mais, tandis que chez les animaux les races se créent en quelque sorte sous nos yeux ou reviennent assez facilement à un type commun lorsqu'on les rend à leur indépendance et à l'action de la nature, les variétés de l'espèce humaine sont douées d'une force de résistance qui brave non pas absolument, mais à un haut degré, les influences qui semblent devoir les modifier. Le porc redevient sanglier dans les bois ; le nègre ne devient pas blanc sous les latitudes de l'Amérique septentrionale. En présence de ce fait, persistons-nous à penser que le nègre et le blanc appartiennent à une même espèce ? Nous devons, avant d'aller plus loin, nous poser cette question, et tenter d'y répondre. C'est ici la difficulté capitale du sujet, la difficulté sans laquelle le problème qui nous occupe n'existerait pas, car si l'expérience nous montrait la conversion du type éthiopien en type caucasique ou mongole, il n'y aurait pas deux opinions sur la valeur des types.

Mais, à défaut de l'expérience directe et complète, n'avons-nous aucun moyen d'aborder cette difficulté? D'autres ordres de faits ne peuvent-ils nous venir en aide et vider le litige? C'est ce que nous allons voir.

Remarquons d'abord que la persistance des types est une loi très-générale qui ne régit pas seulement les types généraux, mais aussi et presque tout autant les races particulières, car les modifications que subissent celles-ci, quand les circonstances viennent à changer pour elles, ne font pas disparaître leurs caractères essentiels. Nous retrouvons, avons-nous dit, les mêmes traits chez le juif portugais et chez le juif allemand, à peine un peu altérés chez celui-ci. Edwards, en parcourant la France et l'Italie septentrionale, distinguait encore les uns des autres, et, à côté les uns des autres, les descendants des Celtes gaëls et ceux des Celtes kimris. Il y a plus : séparez une famille de telle sorte que ses descendants ne contractent alliance qu'entre eux, et la physionomie propre de cette famille se conservera de génération en génération, comme on en cite des exemples chez des familles princières. Certes, les Arabes et les Juifs, les Gaëls et les Kimris, ont subi, dans une longue suite de siècles, assez de vicissitudes pour perdre leurs caractères, s'ils eussent pu les perdre entièrement; ceux-ci se sont modifiés, mais ils ne se sont pas effacés: l'Arabe de la Péninsule diffère un peu de l'Arabe d'Algérie; le Gaël irlandais et celui de haute Écosse, placés sous des influences climatériques et sociales différentes, témoignent par leurs différences physiques et morales qu'ils n'y ont pas complétement échappé, mais ils se ressemblent encore assez pour prouver aussi qu'ils ont résisté à ces influences dans une certaine mesure.

En présence de ces faits, de cette loi de persistance qui descend dans ses applications jusqu'aux moindres groupes de la famille humaine, conclurons-nous que les types de diversité du genre humain sont des types créés, des espèces? Soit; mais alors soyons conséquents, allons aussi loin que la loi de persistance; déclarons non-seulement que les nègres, les mongols et les peuples caucasiques, sont d'espèces différentes, mais qu'il y a au milieu de nous plusieurs espèces d'hommes, une espèce gaële, une espèce kimrie, une espèce ibère; que nos Bretons kimris ne sont pas de la même espèce que nos Bourguignons gaëls, que les Basques représentent une espèce à part, les Provençaux d'Arles et de Marseille venus de la Phocide sont d'une autre espèce que leurs voisins de la Provence ligurienne et du Languedoc et que les Français du Nord.

Nous reculons, n'est-il pas vrai ? notre raison et notre cœur se révoltent contre de pareilles conséquences, et pourtant le fait de persistance nous contraint à les accepter, du moment où nous donnons à ce fait la signification que lui accordent les partisans de la pluralité des espèces humaines. On m'accusera peut-être de dépasser leur pensée ; ce serait les accuser plutôt d'échapper à la logique de leur principe. Mais non ; si Bory de Saint-Vincent se contente de faire des Indous, des Arabes et des Européens, trois espèces distinctes, Desmoulins, par une autre répartition, nous réunit aux Arabes, mais nous sépare spécifiquement des races germaniques et scandinaves ; en sorte que le Français de race normande est d'une autre espèce que le Français de race celtique, et qu'en traversant le Rhin, nous entrons sur le domaine d'une espèce d'hommes à laquelle les Gaulois de vieille souche n'appartiennent pas.

Mais ne jugeons pas ces conséquences et la doctrine dont elles découlent sur l'impression que nous en recevons. Voyons plutôt si la loi de persistance des types nous conduit nécessairement à la séparation absolue et originelle de ceux-ci.

Et d'abord, en réalité, qu'est-ce que cette loi ? C'est un fait de génération et d'hérédité qui transmet l'empreinte des parents à leurs descendants, qui ajoute, remarquons-le bien, les qualités acquises aux qualités premières et naturelles, qui convertit les différences individuelles en différences plus ou moins générales, les modifications accidentelles en modifications permanentes. Je n'énonce ici que des vérités d'expérience, que personne ne songera à contester et dont les naturalistes connaissent toute la portée. Aussi n'hésité-je pas à ajouter que les différences acquises seront d'autant plus difficiles à faire disparaître que la durée de la vie sera plus longue, parce que, l'agent modificateur ayant alors plus de temps pour agir, son action entre plus avant dans l'organisme, surtout pendant la période du développement, qui est proportionnée, comme on le sait, à la longueur de la vie entière. Ce fait répond aux personnes qui, parce que les variétés de l'espèce humaine ont une plus grande force de persistance que celle de nos animaux domestiques, ne veulent pas que nous cherchions chez les animaux les signes distinctifs de l'espèce et de la variété, et repoussent les analogies les plus légitimes, tout en disant que l'homme n'est qu'un animal.

Ces analogies ne perdent rien de leur valeur lorsqu'on compare la persistance des races humaines à celle des races animales, et qu'on oppose à l'opiniâtreté de la première la facilité relative avec laquelle les animaux, rendus à la liberté ou plutôt à la nature, se rapprochent de l'uniformité de leurs caractères spécifiques. Il ne faut pas perdre de vue que les animaux livrés à eux-mêmes se modifient peu, que les espèces qui offrent la plus grande diversité de races sont celles dont le naturel se prête le mieux à la domesticité, celles qui ont le plus complétement subi l'action éducatrice de l'homme, qui ont assez de souplesse pour s'associer, dans une certaine mesure, aux progrès ou à la décadence de son état social. Sorties artificiellement de leur état de nature pour s'élever, nos animaux domestiques y reviennent bientôt quand la main de l'homme leur est retirée. Ainsi ne craignons pas de conclure des races animales aux races humaines. La différence entre les unes et les autres est dans la nature des êtres et non dans celle des faits que nous comparons.

V.

MODIFICATIONS DES TYPES.

Les partisans de la pluralité des espèces humaines s'arrêtent au fait de persistance ; non-seulement ils ne donnent pas à ce fait sa vraie signification, et ne nous le montrent pas relevant d'une loi d'hérédité qui embrasse à la fois les qualités naturelles et les qualités acquises, mais aucune hypothèse ne leur coûte pour exagérer la permanence des types ; et tout ce qui lui assigne des limites, tout ce qui prouve des modifications apportées à ceux-ci, n'est accueilli dans cette école qu'avec le regard du dédain ou de la défiance. Voici, par exemple, et textuellement, un des arguments qui nous sont donnés comme décisifs sur la question : « Des hommes habitant depuis des époques vraisemblablement antérieures aux temps historiques des îles situées sous les mêmes latitudes, et même au voisinage les unes des autres, sont restés différents de couleur jusqu'à nos jours. Comparez les habitants des îles Viti, Salomon, Nouvelles-Hébrides, aux Polynésiens des îles Tonga, Otaïti, Nouka-Hiva : les premiers sont couleur de suie, leurs voisins (depuis trois ou quatre mille ans peut-être) n'ont point pris la teinte éthiopienne » (1). Deux races distinctes, celle des nègres océaniens et celle des Polynésiens, habitent les mêmes parages maritimes, sont placés dans des conditions climatériques identiques, et demeurent néanmoins distinctes. Depuis quand ? C'est ce qu'il importe de savoir pour qu'il vaille la peine d'aller chercher si loin un fait dont nous trouverions plus d'un exemple près de nous. Or, sur ce point, nous pouvons tout supposer ; et pourquoi ne supposerions-nous pas trois ou quatre mille ans de durée à cette cohabitation des deux races. Voilà ce qu'on appelle un argument décisif. En voici un autre : « La plupart

---

(1) Bérard, *Cours de physiologie*, t. I, p. 457.

des pays de l'Europe ont envoyé dans des régions lointaines une partie de leur population; or, quelque soit le terme écoulé, dit Desmoulins, ni l'Angleterre, ni la France, ni l'Espagne, ne méconnaissent dans les colons les traits des habitants de la mère-patrie» (1). La raison qui engageait l'auteur de ce passage à étendre à trois ou quatre mille ans le séjour des deux races principales de l'Océanie au voisinage l'une de l'autre, aurait dû l'avertir que l'exemple des colons européens pèche par la date trop récente de leur expatriation; c'est bien peu de trois siècles dans un cas, s'il en fallait trente ou quarante dans l'autre. Des faits aussi négatifs, et, le dirai-je, aussi insignifiants que celui que je viens d'emprunter à l'argumentation de M. Bérard, ne pourraient avoir quelque opportunité, et rien de plus, que répondant à des personnes qui croiraient qu'un changement de climat suffit pour transformer une race, qui ne sauraient rien de l'opiniatre hérédité des caractères de variétés, ou qui enfin seraient capables d'attendre une modification profonde de ces caractères au sein d'une colonie qui se recrute sans cesse de nouveaux émigrés de la mère-patrie. A qui serait capable d'une pareille distraction, on serait en droit de répondre par des exemples de cette force.

(1) Bérard, *Cours de physiologie*, t. I, p. 461.

Mais voyons s'il est vrai que les différences des races humaines soient tellement dans la nature de celles-ci, qu'on ne puisse jamais les surprendre se modifiant sous l'influence d'une cause quelconque, et entrevoir au moins par là les conditions premières de la diversité des types.

De tous les caractères qui différencient les types et les races, les plus remarqués sont ceux qui portent sur la couleur; ils méritent, disent quelques personnes, d'être mis au premier rang. Telle est l'opinion des adversaires de l'unité de l'espèce, et je m'en étonne, car la coloration est de tous les caractères celui qui se montre le plus indépendant des autres. Non-seulement les teintes des races les plus constamment brunes varient beaucoup, mais les nuances foncées apparaissent dans tous les types, et acquièrent chez quelques peuples du nôtre autant d'intensité que partout ailleurs. On se rappelle que, parmi les Abyssins, on compte des sémites parfaitement noirs, et qu'on retrouve, dans les Indes, des tribus arianes qui réunissent, à des traits européens, des teintes africaines prononcées. Nous n'avons pas non plus oublié que, chez une même race, les nuances de la peau et des cheveux, foncées dans les plaines basses, s'éclaircissent dans les régions élevées. Tel est le cas des Indous de l'Himalaya, des Arabes des montagnes de l'Yemen, et des Berbères du mont Aurès dans la régence de Tunis. Pour expliquer la présence de ces hommes au teint clair, à cheveux blonds, au milieu des tribus kabyles, on a supposé que les Berbères de l'Aurès étaient des descendants des Vandales; c'est une supposition et rien de plus, une hypothèse au service de ceux qui ne veulent pas qu'une race puisse perdre sa couleur (1). Admettons toutefois que cette tribu kabyle soit une tribu vandale, c'est-à-dire de souche indo-germaine, je demanderai encore pourquoi elle a conservé son teint clair, ses cheveux blonds, ses yeux bleus, tandis que dans les villes d'Allemagne, dans celles du Danemark, dans la plaine suisse, du canton de Soleure au lac de Constance, les cheveux et les yeux noirs sont si communs? A moins de nier l'évidence, on ne peut dire que la race indo-germanique ait conservé partout l'intégrité de son type. Tous les touristes qui ont voyagé dans l'Oberland bernois ont pu remarquer l'étonnante différence physique qui existe entre les habitants des vallées et ceux des villages de la montagne : dans le bas Hasli aussi bien qu'à Interlaken, j'ai souvent rencontré le teint demi-basané et les cheveux noirs de la race ligurienne, tandis qu'à quelques lieues de

(1) Et quand on leur dit que c'est une hypothèse : Peu importe! répondent-ils avec une admirable impassibilité; puis ils poursuivent, et tirent les conséquences... de l'hypothèse.

là, la population du haut Hasly est généralement blonde, comme celles des Alpes suisses en général.

Ces différences locales ont le mérite de nous dénoncer l'altitude d'un pays comme étant dans un rapport étroit avec les caractères physiques de ses habitants et comme pouvant les modifier. Ce serait insister sur un lieu commun que d'ajouter que l'ensemble de la stature et des formes, le développement de la poitrine, sont autres chez les montagnards que chez les hommes de la plaine, et comment en serait-il autrement, puisque l'altitude change toutes les qualités de l'air, sa densité, son hygrométricité, sa température moyenne, son état électrique.

La couleur de la peau est dans un rapport non moins évident avec la latitude qu'avec l'altitude. C'est sous la zone torride que nous rencontrons les teintes les plus foncées, et à mesure que nous nous éloignons de cette zone, les nuances deviennent plus claires. Tout incontestables que soient ces coïncidences, il est des personnes qui veulent encore que la couleur des races soit originelle, que le soleil n'y soit pour rien, ou que toute son influence se réduise à hâler un peu le teint du campagnard, à ajouter une nuance de plus à une couleur déjà plus ou moins prononcée. Ces intrépides contempteurs de l'action colorante du soleil oublient que des peuples de race syro-arabe sont devenus tout à fait noirs sous le ciel de l'Abyssinie, que les Hottentots ne sont, en dernière analyse, que des nègres revenus à une teinte plus pâle, sur le plateau élevé de l'Afrique australe. Ils aiment mieux se rappeler qu'au nord du tropique du Cancer et jusque sous les latitudes du cercle polaire, on trouve des peuples plus colorés que nous, et nous citent, en Asie, toutes les nations de type mongole, dont un des caractères est une teinte jaune nuancée de brun ; en Europe, nos Lapons, qui appartiennent au même type et qui ont le teint enfumé ; dans l'Amérique septentrionale, les nombreuses tribus comprises sous le nom de Peaux-Rouges.

Ces exemples, dont on prétend s'autoriser pour diminuer l'importance de l'intervention du soleil dans la coloration, ne seraient admissibles qu'autant qu'on concevrait cette intervention d'une manière étroite, exclusive, en la considérant comme la cause unique des couleurs et en ne tenant compte d'aucune des circonstances qui la favorisent ou la limitent. Mais c'est précisément quand on veut à tout prix que la couleur soit un caractère naturel chez les races humaines, qu'on tombe dans cette exclusivisme. De ce que la nuance un peu brune des Lapons ne peut être attribuée à une forte action solaire, on conclut alors que cette couleur est originelle. Malheureusement pour cette manière de conclure, nous savons aujourd'hui que si les Lapons ont le teint enfumé, ils ne le doivent pas plus que leur petite stature à leurs ancêtres les Lapps; nous n'avons aucune raison de penser que ceux-ci se distinguassent par leur couleur des autres membres de la famille ouralienne, à laquelle appartenaient les Finns, pères des blonds Finlandais.

Tous les peuples hyperboréens ont évidemment subi, sous l'influence d'un climat extrême, un ensemble de modifications qui les différencie aujourd'hui des peuples plus heureux auxquels les rattachent leurs traditions; au nombre de ces modifications, se place celle de la coloration, soit qu'elle porte ici, comme chez les races brunes, sur l'abondance de la matière colorante disposée à la surface du derme, soit qu'elle intéresse seulement l'épiderme.

Partout où, à défaut d'une latitude équatoriale, nous rencontrons des conditions climatériques qui fassent passer l'homme par des températures tour à tour très-chaudes et très-froides, nous pourrons nous attendre à ce que la peau se ressente de ces influences, qui, pour être opposées, n'en sont pas moins des causes de surexcitation; et l'action des températures extrêmes sera d'autant plus prononcée que le peuple qui la subira appartiendra de plus près à la nature.

Les nations nomades de l'Asie centrale sont dans les conditions dont je parle, surtout en ce qui concerne le climat des vastes steppes qu'elles habitent. C'est ici le climat continental, avec toute l'ardeur de ses étés et la rigueur de ses hivers. Il est impossible qu'une terre aussi vaste, aussi caractérisée par ses plaines, par ses plateaux, par ses montagnes, par tout l'ensemble de son relief, que l'est la masse du continent asiatique, n'imprime pas à l'organisme humain une de ses modifications les plus accentuées, modification non partielle, mais d'ensemble, typique ; la couleur de la peau y aura sa part, qui dépendra peut-être moins d'une action directe du soleil que d'une de ces réactions de certains organes qui mettent leur cachet sur l'organisme tout entier et déterminent son tempérament. On sait que le tempérament bilieux, quelquefois nommé mélancolique, se signale au dehors par une teinte un peu jaune de la peau, qui procède d'une certaine prédominance de l'action du foie. Quelques personnes ont comparé les hommes de type mongole à une race douée de ce tempérament. Sans prendre cette comparaison trop au sérieux, elle laisse néanmoins entrevoir dans la diversité des types le développement, sous l'influence de circonstances favorables, de ces tendances variées qui se manifestent individuellement au sein d'un même peuple et souvent d'une même famille. Ce fait physiologique mérite que nous nous y arrêtions un moment.

VI.

DES CAUSES INTERNES ET EXTERNES DE LA DIVERSITÉ HUMAINE.

Si j'en excepte un bien petit nombre d'auteurs, et à leur tête Blumenbach, la plupart des personnes qui, en vue de la question qui nous occupe, ont cherché à apprécier la puissance des agents modificateurs de notre organisme, ont à peu près raisonné comme si, dans les modifications qu'il éprouve, l'homme subissait passivement l'action d'une force étrangère. Mais il ne faut jamais perdre de vue que, soit dans la santé, soit dans la maladie, les agents extérieurs ne font que provoquer l'exercice de nos divers modes d'activité physiologique. C'est donc nous, en définitive, qui sommes les modificateurs directs de nos organes; les causes externes n'agissent ici qu'indirectement en suscitant un mode d'activité. Ce n'est pas le soleil qui noircit la peau du nègre; mais, frappant sur une membrane sensible et abreuvée de beaucoup de vaisseaux sanguins, il l'excite à l'action, et ainsi surexcitée l'activité organisatrice de la peau produit en surabondance de la matière colorante, matière surcarbonée qui, déjà accumulée en couche épaisse au fond de l'œil, se répandra avec profusion sur toute autre surface qui sera longtemps soumise à l'action d'une lumière intense. Or, comme toute action physiologique, montée à un certain degré d'activité compatible avec la santé de son organe et celle des autres, peut entrer indéfiniment dans les habitudes de l'organisme, la formation d'un excès de matière colorante deviendra facilement d'un simple accident un trait héréditaire.

Bien que le monde extérieur n'agisse pas sur les êtres organisés comme un cachet sur de la cire, et qu'il n'exerce son influence sur nous, qu'en faisant appel à notre activité, il n'en demeure pas moins un modificateur puissant de l'organisme humain par la direction qu'il donne à cette même activité, par les habitudes qui en résultent, et par les modifications que ces habitudes amènent dans toute l'économie de nos organes et de notre vie. Nous savons très-bien tenir compte de la part des conditions climatériques, de celle de la nourriture, etc., quand il s'agit de rendre compte des différences que nous remarquons au milieu de nos populations, soit que nous comparions les classes pauvres aux classes aisées, les habitants des villes à ceux des campagnes, ceux des plaines basses et humides à ceux des lieux secs et élevés; sur ce petit théâtre de notre expérience journalière, nous ferions volontiers une théorie des différences que nous offrent nos diverses populations quant à leur stature, à leurs proportions, à leur physionomie, à leur teint, et nous rapporterions facilement à quelques conditions générales d'hygiène les plus frappantes de ces différences. Mais qu'il s'agisse d'agrandir la scène, de substituer à la diversité qui se produit au sein d'un même peuple celle qui se manifeste au sein de l'humanité, nous hésitons, la grandeur des différences nous paraît disproportionnée à celle des causes, et nous voilà tentés d'imiter les géologues qui placent une révolution générale du globe entre chacun des terrains qui semblent, en se superposant, dénoncer l'action d'un nouveau rapport entre le sol et les eaux. Cependant, si la diversité des types grandit quand nous passons des étroites limites d'une nation au vaste développement de l'humanité, la diversité des causes modificatrices se présente-t-elle à nous sous de moindres proportions? S'il y a loin du type caucasique au type nègre, n'y a-t-il pas tout aussi loin du climat des zones tempérées au climat de l'Afrique équatoriale? Partout, au sein d'un peuple comme au sein de l'humanité, les faits sont les mêmes : ils changent de proportions, mais ils ne changent pas de nature.

Nous n'aurions toutefois qu'une notion insuffisante des causes qui concourent à la diversité du genre humain, si nous nous en tenions à constater la relation évidente de certaines différences typiques avec les différences des climats ou de tout autre modificateur externe. Et ce que nous disons ici de la grande diversité, nous pourrions le dire tout aussi bien d'une diversité plus restreinte.

Essayons de rendre compte par des influences externes de toutes les variétés de tempérament, de constitution, de teint, de physionomie, de proportions, de formes de tête que nous rencontrons au sein d'un même peuple ; nous n'y réussirons jamais. Mais en observant ces différences, nous serons conduits à un autre ordre de faits ; à côté des causes modificatrices externes et en quelque sorte occasionnelles, nous reconnaîtrons des causes internes, des tendances spontanées qui commencent à se réaliser dans la diversité des types individuels.

Pour mieux constater tout ce que ce fait a de vrai, il faut le surprendre se produisant dans le sein d'une même famille. Ici nous voyons sortir d'une souche unique et incontestable plusieurs individualités distinctes. Chaque membre de la famille a sa physionomie propre qui se détache de la physionomie générale ; chacun a sa taille, sa constitution, indépendamment de ses traits héréditaires. Nous assistons là à la production d'un type qui ne s'isole pas, mais qui se distingue de ceux de la même souche. La cause de cette particularisation se dérobe à nous dans le conflit de la force animique avec les circonstances plus prochaines au milieu desquelles s'est opérée l'évolution du jeune individu. Mais ce que nous voyons à découvert, c'est qu'un type individuel devient à son tour un type de famille, et qu'un type de famille conservé, fortifié par des alliances exclusives, continuées au sein de la même famille, devient un type de race. C'est ce qui est arrivé pour la race juive, et pour toutes celles qui ont conservé leur type jusqu'à nos jours. Toutes remontent à une époque de vie patriarcale; et quand une nation est sortie d'une famille, elle a pu absorber en elle, sans perdre ses caractères, quelques éléments étrangers; car, dans les alliances entre types divers, les nouvelles générations font bientôt retour au type qui domine dans le mélange des sangs.

Mais que ces races, dans leur jeunesse ou plus tard, viennent à rencontrer des circonstances nouvelles, selon qu'elles s'en laisseront plus ou moins dominer, elles se modifieront plus ou moins. Ainsi se sont modifiés les Arabes, les Juifs, et nos races de Celtes et de Germains, depuis qu'elles sont établies dans l'Europe occidentale. Que quelqu'une des premières familles patriarcales s'engage loin de sa patrie sur un de ces vastes continents de l'ancien monde qui, par leur masse et leur configuration, ajoutent aux effets naturels de la latitude tous ceux qui concourent à produire des climats extrêmes et l'isolement des peuples; que là ces familles, à mesure qu'elles avancent, engagent avec la nature une de ces luttes inégales où l'homme ne prend possession du champ de bataille qu'affaibli, demi-vaincu, portant la marque ineffaçable non de l'effort qu'il a fait, mais de la main puissante qui s'est appesantie sur lui, et nous verrons surgir ces types mongole et nègre qu'on nous donne comme autochtones de l'Afrique et de l'Asie, tant ils semblent être identifiés avec leurs patries actuelles.

Ce n'est pas en vertu d'une simple hypothèse que nous détachons ainsi les deux membres de la grande famille humaine du faisceau commun des premières familles patriarcales, pour les conduire, l'une sur le plateau de l'Asie centrale, l'autre sur le continent africain, et jusqu'à son extrémité. Il y a ici un fait qui n'a pas été assez remarqué des adversaires de l'unité de l'espèce humaine, c'est celui du développement des types. Dans notre revue des races africaines, nous avons déjà pu nous convaincre que le type nègre, loin de se montrer réalisé avec l'ensemble de ses caractères dans une population plus ou moins homogène, ainsi qu'il arrive pour une espèce animale observée dans l'état de nature, se substitue peu à peu au type caucasique, à mesure que nous avançons de l'Égypte aux sources du Nil blanc; et de là à l'ouest vers les côtes de Guinée, et jusqu'au plateau de l'Afrique australe : à l'est nous avons vu que le même développement se reproduit, mais en général en s'éloignant moins du point de départ.

Non-seulement nous pourrions constater aussi des points de contact entre les peuples de type caucasique et des tribus de type mongole dans l'Asie occidentale; mais ce dernier nous présenterait à son tour un développement plus marqué, si nous le suivions sur le plateau, et du plateau vers la région nord-est du continent, où les Tschouktchis, par exemple, nous offriraient, à son plus haut degré, la forme pyramidale du crâne. En revanche, du côté de la Chine, du Japon et de la presqu'île indo-chinoise, le type mongole s'éloigne beaucoup moins des formes caucasiques.

Tandis que les deux grands types nègre et mongole vont se développant de plus en plus sur les vastes régions de l'Asie et de l'Afrique, qui n'offrent aux sociétés humaines que les conditions des climats extrêmes et qui les dispersent sur d'immenses espaces, le type caucasique, placé entre les deux précédents, semble leur donner la main à droite et à gauche, de l'Inde à l'Égypte. Là, sur une zone étroite, qui touche à plusieurs mers, variée de montagnes, de plateaux et de plaines basses, et sous une latitude supérieure au 30e parallèle, se montrent, dès la plus haute antiquité, dans les plus belles contrées du monde, les plus beaux modèles des formes humaines. Si le type a dévié de sa pureté originelle, c'est quand il s'est éloigné de sa patrie, quand il a échangé la constance d'un climat modérément chaud et sec contre la température variable et l'humidité d'une plus haute latitude, quand les peuples arians sont venus s'établir dans l'Europe centrale et occidentale. Mais ici encore la dégénérescence ne s'est jamais généralisée, et si elle a altéré quelque peu la stature, quelques proportions, quelques traits du visage, si elle a introduit une variété plus grande dans les physionomies, les vrais caractères du type, ceux qui touchent aux formes de la tête, sont demeurés intacts dans la masse des populations.

Les faits qui précèdent font ressortir à la fois la relation de chaque type avec la contrée où il se présente dans tout son développement, puis sa position géographique à l'égard des autres, nous montrant le caucasique au centre, le nègre et le mongole aux extrémités de l'ancien monde ; le premier dans les conditions les plus favorables au développement de l'activité humaine, aux grands établissements nationaux, aux relations des peuples, les deux autres dans des conditions entièrement opposées quoique diverses. Qu'est-ce à dire, sinon que les type mongole et éthiopien sont deux dégradations de ce type central ou caucasique, deux modes de dégénérescence qui se sont produits graduellement sous l'influence excessive de la nature, celle-ci ayant découragé l'intelligence ou l'ayant endormie, et les sens, les appétits, et le développement organique qui leur correspond ayant prévalu peu à peu sur les facultés supérieures et sur leur organe. Nul doute que les formes de la tête mongole ne soient des formes déviées, et la dégradation est encore bien plus évidente pour les formes nègres. Partout où nous voyons la face sortir des proportions qu'elle conserve dans la tête caucasienne, partout où nous voyons en particulier les mâchoires se projeter et ébaucher une sorte de museau, au lieu de conserver leur direction verticale, nous faisons un pas sensible vers les formes animales; la dégradation est évidente. Aussi ce caractère marche-t-il toujours de conserve avec une infériorité sociale plus ou moins prononcée ; le prognathisme n'est pas le triste privilége des races africaines, il se montre partout où l'espèce humaine a subi une déchéance évidente ; il forme à des degrés divers un des caractères du crâne éthiopien ; nous le retrouvons tantôt plus effacé, tantôt plus manifeste, chez les peuplades brunes et noires de l'Australie, de la Polynésie, et chez plusieurs peuples de type mongole.

Avant de quitter l'étude des conditions et de la nature du développement des types, je dois mentionner encore un fait qui s'y rattache. M. Serres avait écrit depuis longtemps que chaque race humaine renferme en elle-même le germe des types des autres races. Cette vérité est plus qu'une vue de l'esprit de généralisation : on voit apparaître dans les races supérieures des individus porteurs de physionomies qui appartiennent à des types inférieurs, on voit au milieu de nos populations des ébauches assez reconnaissables du type nègre, mongole, et d'autres moins excentriques.

CONCLUSION.

Les divers ordres de faits que nous avons successivement interrogés pour obtenir la vraie mesure de la diversité humaine; les faits zoologiques qui déterminent les notions d'espèce et de variété, et la nature des caractères qui distinguent les espèces d'un même genre et les variétés d'une même espèce; les faits physiologiques qui, parallèlement aux précédents, établissent que des espèces les plus voisines il ne peut sortir des races mixtes, tandis que les variétés d'une même espèce produisent en s'unissant une lignée indéfiniment féconde; le fait de la persistance des types, ramené à sa vraie signification et à sa limite, en y faisant rentrer les caractères acquis; les faits qui se rapportent aux causes de la diversité, et qui nous montrent celle-ci procédant tantôt d'une tendance naturelle du type individuel à se prolonger comme type de famille, puis comme type de race, tantôt d'une modification survenue sous l'influence du climat, du genre de vie, etc., et suffisante pour créer un type général; tous ces ordres de faits ont concouru à démontrer que la diversité du genre humain ne dépasse pas la mesure des variétés d'une même espèce, que quelque large qu'elle nous paraisse, cette diversité demeure renfermée dans les limites de cette identité de nature que manifeste la suite non interrompue des générations.

L'homme est donc un par sa nature, divers par les modifications qu'il a éprouvées (1). Or dire qu'il s'est modifié, c'est dire que les variétés de l'espèce humaine dérivent d'un premier type, c'est ajouter à la notion de l'unité de nature celle de l'unité d'origine et de berceau. L'une, en effet, implique l'autre.

---

(1) Je demande encore la permission de signaler à M. Bérard une double distraction qui lui fait attribuer à l'auteur du Cosmos un passage d'un écrit de Guillaume de Humboldt, et, ce qu'il y a de sérieux ici, qui fait de ce passage un argument contre l'unité de l'espèce, tandis que ce n'est qu'une récusation de la tradition sur l'unité de berceau. Il est bon qu'on sache, et M. Bérard peut-il l'ignorer s'il a lu le Cosmos? que les deux Humboldt professent hautement l'unité de l'espèce. En voici la preuve extraite de l'ouvrage cité.

Tome I, page 427, Al. de Humboldt s'exprime en ces termes: « L'humanité se distribue en simples variétés, que l'on désigne par le mot un peu indéterminé de races.... aucune différence radicale et typique, aucun principe de division naturel ne régit de tels groupes... » Et p. 430. « En maintenant l'unité humaine, nous rejetons par une conséquence nécessaire la distinction désolante des races supérieures et des races inférieures. » Et à ce sujet, l'auteur se plaît à citer un fragment de son frère, où je lis ces paroles: « C'est elle (l'idée de l'humanité) qui tend à faire tomber les barrières que ces préjugés et des vues intéressées de toutes sortes ont élevées entre les hommes, et à faire envisager l'humanité dans son ensemble, sans distinction de religion, de nation, de couleur, comme une grande famille de frères, comme un corps unique, marchant dans un seul et même but, le libre développement des forces morales.

Il importe cependant que nous ajoutions ici quelques considérations sur l'unité de berceau, en ayant égard aux motifs particuliers qui l'ont fait mettre en doute. Quelques naturalistes ont cru pouvoir opposer à la doctrine de la commune origine du genre humain une prétendue analogie entre la répartition des types généraux sur des régions spéciales du globe, et la distribution géographique des animaux et des plantes en un certain nombre de systèmes locaux, qui font admettre, pour chacun de ces deux règnes, plusieurs centres de population avec la valeur de centres de création.

Quelques ethnographes ont pensé que la dispersion des peuples était un fait trop considérable, surtout en ce qui concerne les terres très-éloignées de l'ancien continent, pour qu'on pût croire que le monde a été peuplé par voie de migrations.

Enfin il paraît plus physiologique à quelques personnes de considérer les races humaines comme placées dès leur origine dans les diverses conditions climatériques où nous les trouvons, que d'admettre leur acclimatation sous des ciels aussi différents que ceux de la Sibérie et de l'Afrique équatoriale. Quelques mots suffiront pour apprécier la valeur de ces trois opinions, également hostiles à l'unité de berceau.

Que les espèces animales aient des patries circonscrites, qui nous indiquent pour elles, comme pour les plantes, plusieurs centres de création, c'est chose toute simple, puisqu'il s'agit d'espèces différentes, c'est-à-dire de créations distinctes. Dans l'animalité, le cosmopolitisme n'appartient pas aux espèces particulières, mais au règne et tout au plus à quelques grandes classes. L'homme, au contraire, a le monde pour domaine, comme espèce aussi bien que comme règne, du moment où ces deux caractères se confondent en lui. Et en fait, on serait très-embarrassé de compter les prétendus centres de création des races humaines et d'en déterminer les limites respectives.

Mais faut-il absolument supposer la multiplicité des centres de population primitifs pour expliquer la présence de l'homme sur toute la terre depuis une époque plus ou moins ancienne? Si quelque indice certain établissait, ou rendait seulement vraisemblable, que toutes les régions du globe habitées aujourd'hui, l'ont été aussi anciennement les unes que les autres, la supposition dont je parle serait parfaitement fondée et pourrait seule rendre compte d'un pareil fait. Mais, quelle que soit l'antiquité réelle de certains peuples et de certaines civilisations, les traditions sont beaucoup plus favorables à un fait de population successive qu'à l'idée d'une population simultanée. La vie nomade semble avoir précédé partout les établissements fixes; l'instinct des déplacements a constamment animé certains peuples; du fond de l'Asie, un monde barbare a inondé de ses flots successifs l'empire romain et jeté les Vandales jusqu'en Afrique; les migrations de l'Europe moderne ont à leur tour porté dans toutes les parties du monde les races qui doivent en renouveler la population et en changer la destinée; et nous voudrions, en présence de ces faits, nous refuser à croire que la tradition sacrée dise vrai, lorsqu'elle fait irradier d'un premier centre et d'un même berceau cette humanité qui représente sur toute la terre une seule et même espèce! Le fait des migrations, l'impulsion vers les terres inconnues, ont joué un trop grand rôle dans le monde pour que nous éprouvions la moindre difficulté à penser que de proche en proche les descendants de Noé ont fait le tour du globe et ont peuplé le Nouveau Monde et l'Océanie, après avoir peuplé le continent asiatique, par la route des Indes, et l'Afrique, par la vallée du Nil. Les antiquités mexicaines nous le prouveraient au besoin, si nous pouvions suivre ici la trace que nous indiquent des documents d'un autre ordre que ceux que nous avons interrogés dans cet ouvrage.

L'hypothèse des créations multiples serait-elle nécessaire pour expliquer un certain rapport de convenance entre les races et le sol, le climat, les conditions physiques des lieux dont on les dit autochtones? Veut-on parler d'acclimatation? Ce n'est point ici un caractère de races ; car les nègres, ramenés en Afrique après une longue absence, ont besoin de s'acclimater comme les étrangers, et les Européens ont prouvé, à leur tour, qu'il n'est pas de climat auquel il ne soit donné à l'homme de s'habituer (1).

En dernière analyse, aucun fait, aucune difficulté, ne réclament ni ne justifient l'hypothèse qui assigne à l'humanité plusieurs berceaux distincts, qui la divise dès son origine pour expliquer comment elle a peuplé le monde et comment elle s'est diversifiée. Nous voici donc encore ramenés à la doctrine de la Genèse, qui répond mieux qu'aucune autre à tout ce que les faits nous enseignent ou nous laissent entrevoir !

Je me représente cette jeune et féconde humanité des premiers âges, telle que nous la peint Moïse, à la veille et au moment de sa dispersion. Une et pleine de vie, elle a conscience d'une force qui l'enivre ; elle est tentée de manquer à sa destinée et de résister à son Dieu, qui lui montre, loin des heureuses contrées qu'elle habite, la route des grandes et rudes conquêtes qu'il lui réserve. Tout à coup ces hommes, qui jusqu'alors n'avaient eu

(1) Nous avons vu d'ailleurs, en ce qui concerne les caractères différentiels des types, que tous leurs rapports avec les conditions climatériques consistent à être des effets de ces conditions.

qu'un langage, cessent de se comprendre ; la grande famille se divise, et ses tribus deviennent étrangères les unes aux autres ; elles ne peuvent plus habiter les mêmes lieux, une impulsion nouvelle les pousse, et chacune s'engage sur la route que lui indique le doigt providentiel. Arrivées sous des climats divers, des transformations s'opèrent, et des types nouveaux remplacent le type primitif, le type caucasique, de tous ceux de la diversité humaine le plus simple et celui qui porte le moins l'empreinte de la nature.

Qu'on me permette, avant de finir, une dernière réflexion, qui, pour sortir du cadre des considérations scientifiques, n'en est ni moins vraie ni moins adaptée au sujet que je viens de traiter, et résumera d'ailleurs toute la doctrine de ce livre.

La Bible a proclamé avant nous, ou mieux, antérieurement à toutes les études anthropologiques, cette vérité de l'unité de l'espèce humaine qui se dégage aujourd'hui comme vérité scientifique d'un débat où la contradiction ne lui a pas été épargnée. De même qu'aux cosmogonies de l'antiquité païenne, la Bible oppose sa cosmogonie monothéiste, si simple, si sobre de détails, en si parfait accord, par la notion d'harmonie et de progrès qui la résume, avec les résultats généraux les plus incontestables des sciences naturelles ; de même qu'aux dogmes erronés des religions, et trop souvent aussi des philosophies de l'antiquité sur la nature de l'homme, sur son origine et sur sa destinée, nos livres saints opposent cette doctrine simple et sublime, que l'homme, dernier venu de la création, domine celle-ci, non comme le premier des animaux, mais à titre de chef privilégié, comme fils de Dieu, comme personne morale placée sur la limite de deux mondes; de même aussi à des sociétés divisées en castes et qui pratiquaient l'esclavage en grand, ces livres antiques, quand les philosophes se taisaient, jetaient cette parole de vérité: « Dieu a fait naître d'un seul sang tout le genre humain » (1), et cette autre, qui la complète: « Tous meurent en Adam, tous revivront en Jésus-Christ. » Oui tous les peuples de la terre sont unis de cette triple unité du sang, de la chute et de la rédemption, et cette triple unité est une triple fraternité qui ne nous laisse aucun autre droit sur nos semblables, que le privilége de leur dispenser les bienfaits de Dieu.

(1) Saint Paul à l'aréopage d'Athènes, *Actes*, ch. XVII, 26.

TABLE DES MATIÈRES.

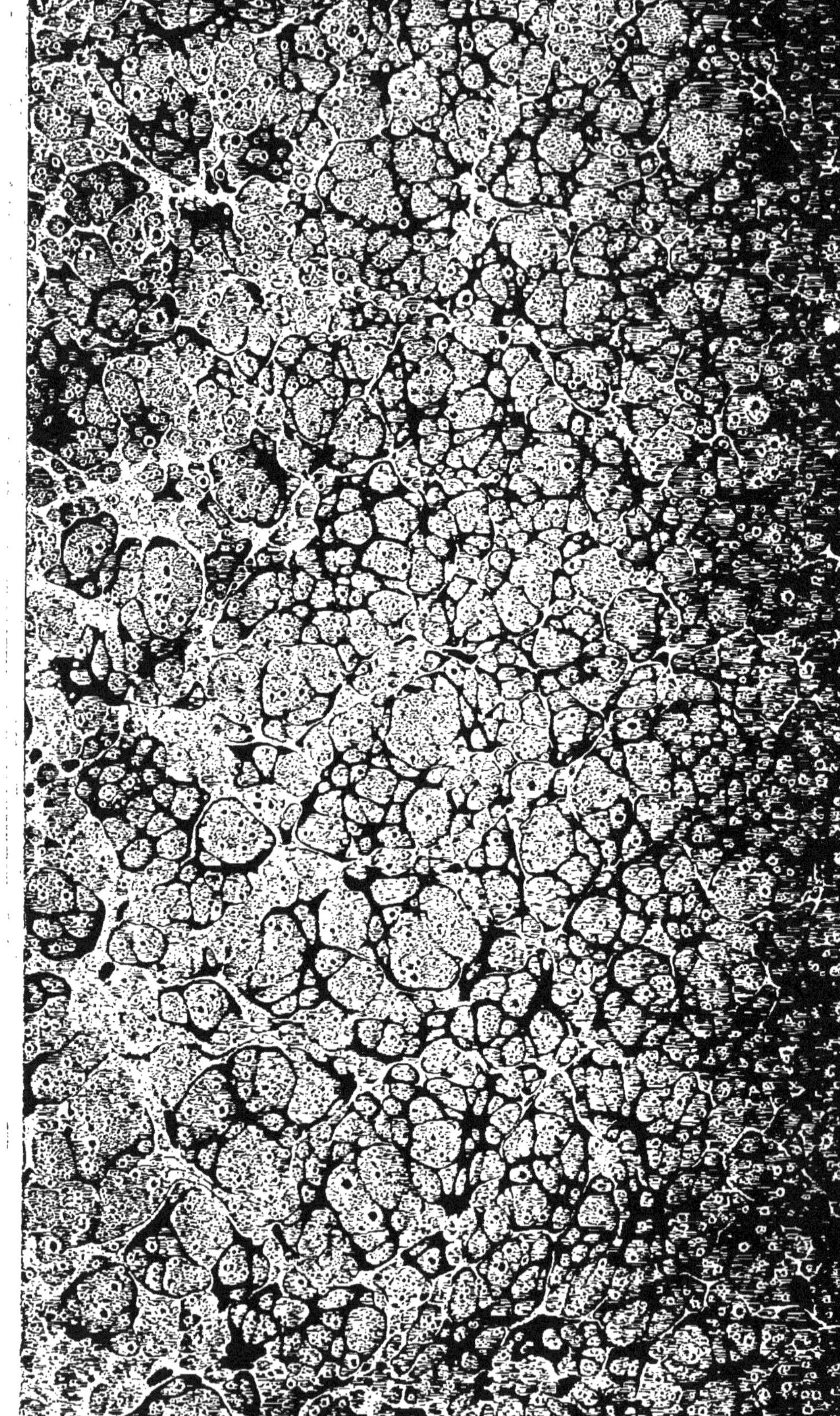

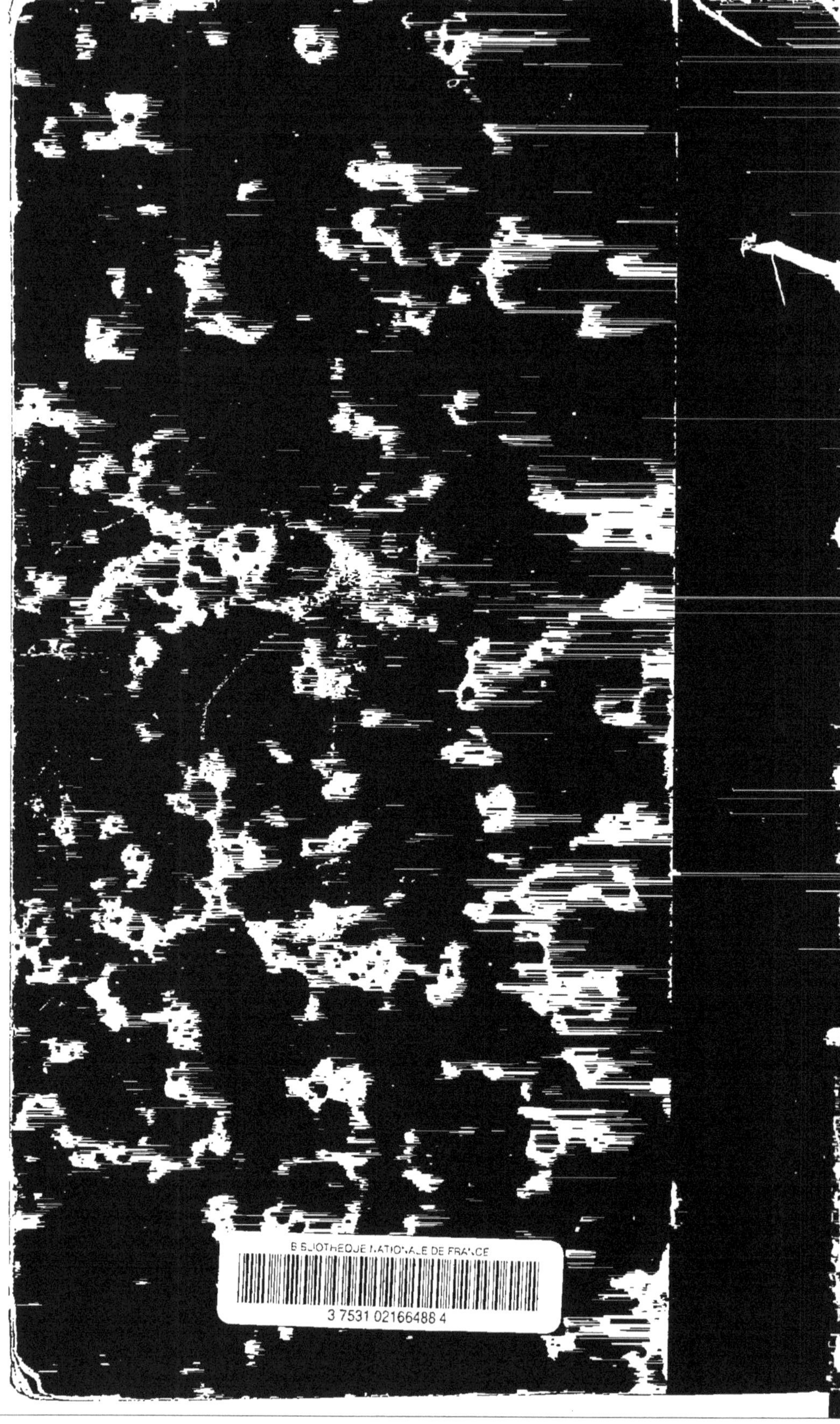

www.ingramcontent.com/pod-product-compliance
Ingram Content Group UK Ltd.
Pitfield, Milton Keynes, MK11 3LW, UK
UKHW020434200726
13857UKWH00002B/422